PILATES Series ❷

핵심 동작으로 코어 강화, 체형 교정, 재활을 한 번에

REFORMER

PILATES Series ❷
REFORMER

초판 1쇄 인쇄 2022년 3월 30일
초판 1쇄 발행 2022년 4월 10일

지은이 김은혜, 노해나
펴낸이 한준희
펴낸곳 (주)아이콕스

교정·교열 윤혜민
디자인 프롬디자인
사진 박성영
영업 김남권, 조용훈, 문성빈
마케팅 한동우
경영지원 손옥희

주소 경기도 부천시 조마루로385번길 122 삼보테크노타워 2002호
홈페이지 www.icoxpublish.com
쇼핑몰 www.baek2.kr (백두도서쇼핑몰)
이메일 icoxpub@naver.com
전화 032) 674-5685
팩스 032) 676-5685
등록 2015년 7월 9일 제386-251002015000034호
ISBN 979-11-6426-201-4 (14510)
　　　　　979-11-6426-199-4 (14510) 세트

핵심 동작으로 코어 강화, 체형 교정, 재활을 한 번에

REFORMER

김은혜 · 노해나 공저

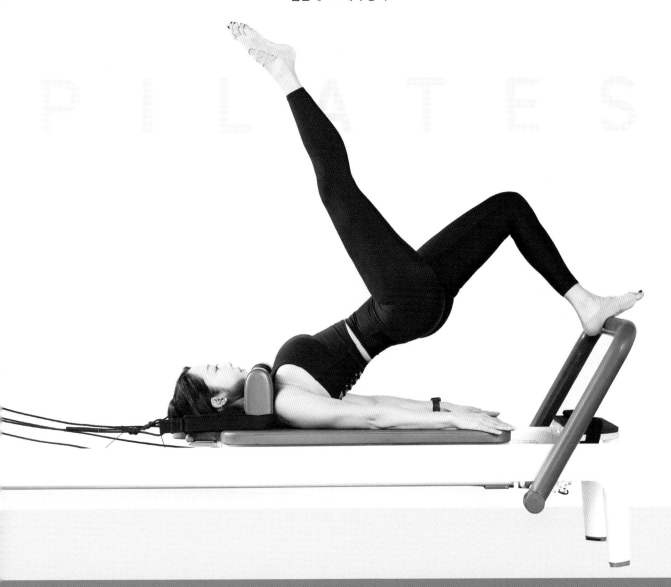

플레이북
PLAYBOOK

PROLOGUE

● 김은혜 원장

경희대학교에서 체육학을 전공하였으며 오랜 시간 VIP 고객들을 담당하는 트레이너로 활동했다. 현재는 퍼스트 필라테스 아카데미의 원장으로 필라테스 지도자 과정을 운영하며 교육하고 있다.

지금까지의 경험을 살려 강사로서 갖춰야 하는 기본 지식과 역할, 자세 등을 더 많은 분들에게 전하고 싶은 마음으로 이 책을 집필하게 되었다.

필라테스는 현대 해부학과 운동 과학을 바탕으로 고안된 신체 단련 운동이기 때문에 어떤 운동보다 과학적이다.

건강한 사람들은 물론 통증이 있는 사람들도 자세의 교정, 신체의 균형, 자연스러운 움직임을 통해 건강 그 이상으로 삶의 모든 면에 긍정적인 영향을 줄 것이다.

필라테스 지도자는 수업의 환경을 이끄는 것뿐만 아니라 회원이나 학생들에게 영감을 주는 리더십, 인성, 친목 그리고 책임감이 필요하다. 또한 회원이나 학생들이 새로운 기술을 배우고 목표를 달성하여 스스로 자신감을 갖도록 최선을 다해 독려하고 동기 부여를 해주어야 한다.

이 책이 그 역할을 하는 데에 큰 도움이 되길 바란다.

● 노해나 원장

어느 날 어떤 회원님께서 "선생님 같은 선생님이 많았으면 좋겠어요. 선생님과 같은 선생님을 만드는 일을 하세요."라는 말을 했던 기억이 난다.

강사로서 듣는 최고의 칭찬이었다. 그로부터 10년, 점점 그 길로 가고 있는지도 모른다.

지금 생각해보면 모든 것들이 선택의 연속이었고, 답은 없었다. 정말 뭐 하나 쉬운 결정이 없었다. '인생은 스스로 만들어가는 것'을 깨달으며 선택의 기로마다 내가 하고 싶고 좋아하는 일들이 뭘까, 그중에 지금 내가 가지고 있는 것들을 버리지 않고 오히려 가치를 더할 수 있는 것들이 무엇일까를 고민하며 결정했다. 온전히 그 결정으로 인해 일어나는 일들은 스스로 감당해야 했지만, 그럼에도 불구하고 계속 나아갈 수 있었던 이유 역시 온전히 자의로 시작한 일들이며 매 순간 모든 열정을 쏟을 수 있는 가치를 부여했기 때문이다.

이것이 물리치료사에서 필라테스 강사로 13년 동안 활동할 수 있었던 이유이다.

우리는 필라테스라는 운동을 통해 건강을 전달하고, 다른 사람의 몸과 마음을 바꾸고, 건강 상태를 바꾸고, 일상을 바꾸는 일을 하고 있다. 그렇기 때문에 자부심과 사명감을 가져야 한다. 그냥 대충대충 가벼운 마음이라면 지금이라도 마음을 고쳐야 한다.

우리는 운동을 가르치는 선생님이며, 다른 사람들의 삶이 더 나아질 수 있도록 돕는 조력자인 동시에, 필라테스라는 운동을 제대로 널리 알리는 전달자이기도 하다. 때문에, 진정으로 Joseph Hubertus Pilates가 이 운동을 통해 무엇을 전달하려고 하는지 필라테스의 철학부터 관심을 가져야 한다. 또한 모든 동작에 대해서 제대로 숙지하며 이해하고 있어야 하며, 똑같은 동작도 반복된 연습을 통해서 더 깊이를 느껴봐야 한다.

강사로서 나의 가르침이 사람들에게 긍정적 또는 부정적 영향을 줄 수도 있기 때문에 이로운 영향을 미치기 위해서는 더 공부하고 연구하는 노력을 해야 한다.

그런 의미에서 이 책은 필라테스 각각의 기구를 통해 움직임을 전달하고 수행하는 동안, 꼭 알아야 할 핵심 요소들과 필라테스를 공부하고 가르치는 강사들이 알아야 하는 가장 기본적인 필수 지식을 담고 있다. 필라테스를 사랑하는 한 사람으로서 좋은 가르침을 위해 노력하는 많은 강사들에게 도움이 되었으면 좋겠다. 더 나아가 내 몸을 소중히 아끼고 스스로를 사랑하는 많은 사람들에게 도움이 되길 바란다.

PILATES PRINCIPLE

● **Breathing 호흡**

"호흡은 생명의 처음이자 마지막 활동이다. 정확하게 호흡하는 방법을 배우는 것이 가장 중요하다."

"몸에 바람을 충분히 넣었다가 빼듯이 폐를 완전히, 충분하게 팽창시키고 수축해야 한다."

-Joseph H. Pilates

필라테스가 가장 강조한 원리로 호흡은 동작을 집중 및 강화시키고, 자연스러운 움직임을 촉진한다.

● **Centering 중심화**

'파워하우스'라고도 불리는 '코어'에 몸과 마음을 집중하는 것이다.

필라테스에서 모든 움직임은 중심에서 바깥쪽으로 퍼지며, 중심화를 통해 동작과 동작의 연결이 자연스럽게 유지될 수 있다.

● **Concentration 집중**

"운동을 할 때마다 올바른 동작에 집중해야 한다. 무의식적인 반응이라고 할 수 있을 정도로 올바르게 수행하여 숙달되면, 이 운동은 여러분의 일상적인 활동에 우아함과 균형을 줄 것이다."

-Joseph H. Pilates

정확하고 세심한 부분까지 집중하면서 모든 움직임에 몰입하여 운동의 효과를 극대화한다.

● **Control 조절**

"여러분의 온몸은 온전히 정신에 의해 조절된다는 것을 명심해야 한다."

"좋은 자세는 몸의 모든 매커니즘이 완벽하게 조절될 때 성공적으로 얻어진다."

-Joseph H. Pilates

필라테스 운동법은 원래 '조절학(contrology)'이라고 이름을 붙였을 정도로 몸과 마음을 엄격하게 수련하는 것을 중요하게 생각했다.

마음이 각각의 분리된 움직임을 통제하여 조절된 움직임은 효율적인 동작을 이끌어낼 수 있다.

● Flow 흐름

동작과 동작을 연결하여 움직임을 끊기지 않고 수행하는 동안 온몸에 에너지를 전달할 수 있고 몸 전체를 활성화하여 신체와 정신을 연결할 수 있다.

● Precision 정확성

필수적으로 꼭 알아야 하는 마지막 기본 원리로 동작을 수행하는 동안 신체의 정확한 위치, 힘의 방향, 정렬선에 대해 명확하게 가르침을 받아야 하고 가르침을 주어야 한다.

BASIC PLACEMENT

● **Basic placement란?**

생체역학원리를 기반으로, 부상을 막고 효율적인 운동을 가능하게 한다.

더불어 Target muscle을 더 잘 사용할 수 있게 한다.

1. Breathing(호흡)
2. Pelvic placement(골반의 정렬)
3. Rib cage placement(흉곽의 정렬)
4. Scapular movement & stabilization(견갑골의 움직임과 안정화)
5. Head & cervical placement(머리와 경추의 정렬)

* What, Why, How를 적용해서 설명해야 한다.

1. BREATHING

숨은 코로 마시고 입은 얇은 모양으로 만들어 내쉰다.

폐의 하부와 Rib cage의 앞, 뒤, 옆을 모두 사용하는 3D 호흡을 한다.

깊은 호흡을 통해 신체의 이완을 돕고, 목과 어깨의 불필요한 긴장을 해소할 수 있으며 복부 깊은 곳에 위치한 근육들(Pelvic floor, Transverse abdominal)도 사용할 수 있다.

Pelvic floor와 TVA(Transversus abdominal)를 활성화하여 Lumbo-pelvic region의 안정을 찾을 수 있다.

Pelvic floor는 Sit bone, Pubic, Tail bone에 걸쳐 있는 얇은 막으로 장기를 보호하고 있으며, 이를 호흡에 활용할 경우 TVA의 활성화를 돕는다.

호흡할 때는 15~20% 정도의 긴장을 유지한다.

TVA는 복부 근육 중 가장 안쪽에 위치하고 있으며, 허리부터 배를 감싸고 있다.

TVA와 Pelvic floor를 연결하며 수축할 때 Multifidus도 같이 사용된다.

마시는 호흡에 갈비뼈를 앞, 옆과 뒤로 팽창시키고 Rib cage가 열리며 척추는 Extension된다. 내쉴 때 Rib cage는 닫히며 척추가 Flexion된다(움직임의 인지를 높이기 위해서 Flex forward인 상태에서 함께 Breathing을 진행한다).

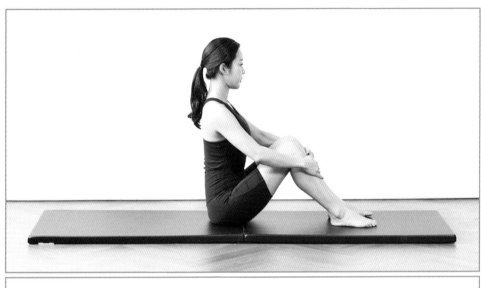

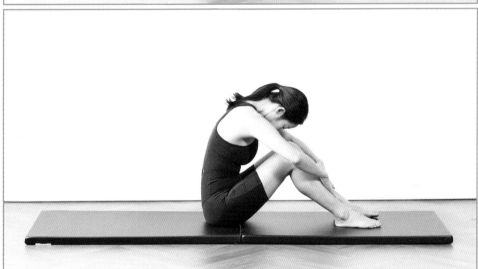

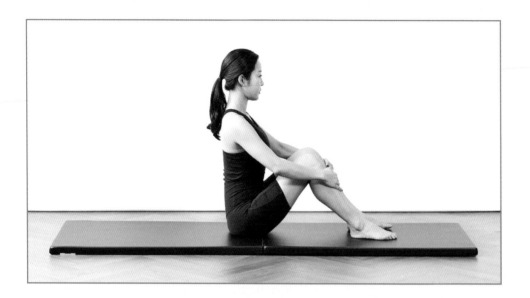

2. PELVIC PLACEMENT

● Neutral position

Pelvic floor와 TVA의 활성화가 가장 잘되는 자세로, 운동 중 충격 흡수에 유리하다.

CKC(Close kinetic chain) 동작에서 주로 사용하지만, 복부의 힘이 충분히 강하다면 OKC(Open kinetic chain)에서도 활용할 수 있다(반면, 복부의 연결성이 떨어지는 경우 CKC에서도 Imprint로 동작을 수행할 수 있다).

ASIS와 Pubic이 바닥과 평행을 이루고, Lumbar 밑에 손가락 2~3개가 들어갈 수 있는 공간이 확보되어야 한다.

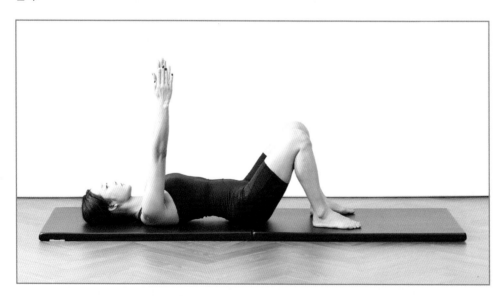

● **Imprint position**

Neutral position에서 Oblique를 사용하여 허리와 바닥에 공간이 뜨지 않도록 자세를 만들며, 엉덩이 근육은 절대 사용하지 않는다(큰 근육을 사용하지 않고 복부의 힘으로 Lumbar pelvis region의 안정화를 시킨다).

Lumbar에 Flexion이 발생하고, Pelvis는 Posterior tilt이 된다.

OKC 동작을 수행할 때 주로 사용하며, 허리전만이 심한 경우 안정화를 위해 복부의 Support를 받으며 Lumbar pelvic region이 안정화된 상태에서 진행한다.

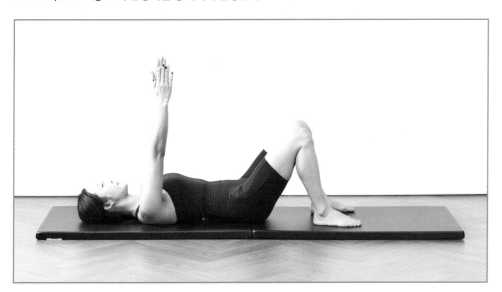

3. RIB CAGE PLACEMENT

Breathing과 Arm movement는 Rip cage의 안정화에 영향을 준다.

3D 호흡으로 Rib cage의 앞뒤와 옆을 사용하는 것을 인지시켜야 한다(마실 때 옆, 뒤로 Rip cage가 열리고 척추가 살짝 Extension되며 내쉴 때 Rip cage가 닫히고 척추가 살짝 Flexion된다).

팔을 Over head할 때, Rip cage가 들리지 않도록 호흡으로 조절해주며 Oblique를 사용하여 Rip cage를 안정화시켜 척추를 Neutral로 유지한다.

● Starting position

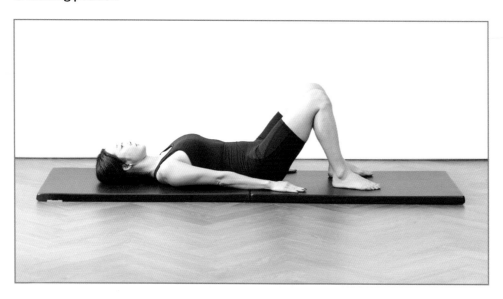

● Arms reach to ceiling

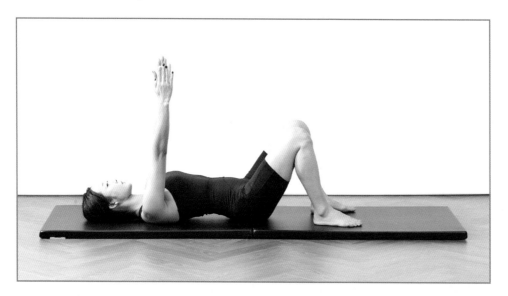

● Arms reach overhead

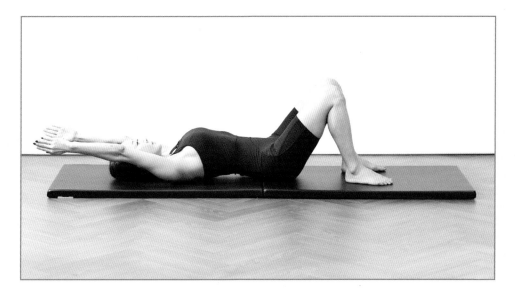

4. SCAPULAR MOVEMENT & STABILIZATION

흉곽에서 견갑골을 안정화하는 것은 경추를 지지해줄 뿐만 아니라 팔과 몸통의 연결 부위이기 때문에 매우 중요하다.

견갑골은 흉벽에 근육으로 연결되어 있으며, 뼈와 연결된 곳은 쇄골이 유일한 접합부이다. 흉곽과 척추에 직접적으로 관절을 이루며 연결되어 있지 않기 때문에, 가동성이 매우 크지만 안정성은 떨어진다.

견갑골의 안정화와 팔의 더 큰 가동 범위를 만들기 위해서는 먼저 견갑골의 움직임을 이해해야 한다.

견갑골의 6가지 움직임
거상(elevation, upward)
하강(depression, downward)
후인(retraction, inward)
전인(protraction, outward)
상방 회전(upward rotation)
하방 회전(downward rotation)

견갑골은 앞과 같이 크게 6가지 움직임이 가능하며, 이 움직임들을 복합적으로도 수행할 수 있다. 이러한 견갑골은 팔과 흉추의 움직임에 영향을 받는다.

예를 들어 팔을 머리 위로 들어 올리는 움직임 동안에는 견갑골은 자연스럽게 올라가고 상방 회전되며 흉추가 굴곡하는 동안 견갑골은 전인된다.

견갑골의 안정화가 이루어지면 견갑골 주변을 감싸고 있는 근육들을 효율적으로 활용하여 불필요한 움직임을 막고 더 정확하게 운동을 수행할 수 있기 때문에 이는, 모든 운동의 시작이며 운동을 시작하기 전에 먼저 안정화가 이루어져야 한다.

움직임의 변화를 위해서는 기본적으로 항상 견갑골의 안정화에 대해 의식해야 한다.
1) 척추를 바로 세운 상태에서 팔을 편안하게 둘 때
2) 척추를 굴곡하거나 신전할 때
3) 팔이 다양한 방향으로 움직일 때

예를 들어 매트에 누운 자세에서 상체가 굴곡할 때 견갑골 안정화를 만들어주면 목의 긴장, 견갑골의 과도한 전인, 상완골의 내회전을 막을 수 있다.

이 책의 운동 동작 설명에서 나오는 견갑골 안정화 근육은 전거근, 승모근, 능형근, 견갑거근, 소흉근에 초점이 맞춰져 있다.

견갑골의 중립 자세는 개개인의 편안한 자세와는 다르다.

이상적인 정렬 자세는 움직임을 통해 개인에 맞게 만들어주어야 한다.

앞선 기본적인 견갑골의 움직임 이해를 바탕으로 더 나은 필라테스의 움직임을 수행하게 만드는 것이 이 책의 목표다.

● Scapular elevation & depression

· Scapular elevation

손바닥으로 매트를 쓸어 올리는 느낌으로 어깨와 귀 사이의 공간을 좁히며 최대한 귀 방향으로 견갑골을 끌어올린다.

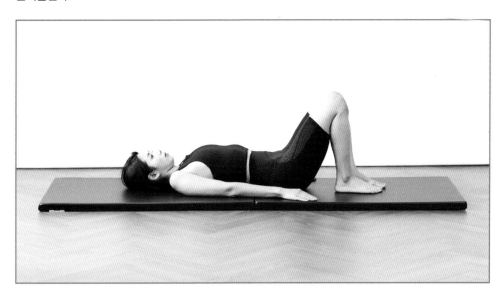

· Scapular depression

손바닥으로 매트를 쓸어내리는 느낌으로 어깨와 귀 사이의 공간을 넓히며 최대한 골반 방향으로 견갑골을 끌어내린다.

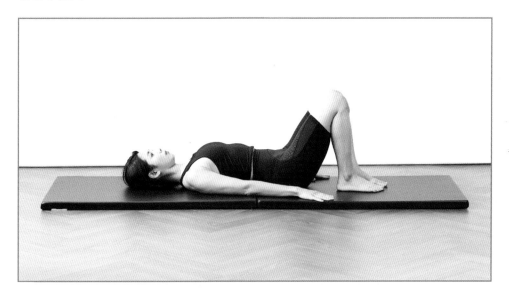

● **Protraction & retraction**

| SUPINE |

· Neutral

견갑골의 전인과 후인의 중간 위치이며 측면에서 견봉이 고관절, 요추, 귓볼과 일직선을 유지한다.

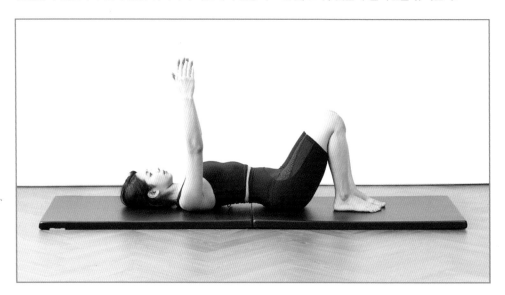

· Protraction

견갑골의 내측연을 척추의 극돌기와 멀어지도록 손끝을 천장 방향으로 멀리 보내며 견갑골과 척추 사이의 공간을 최대한 넓힌다.

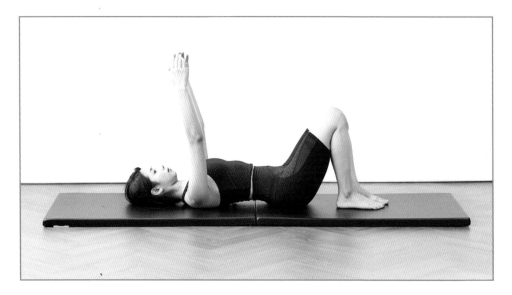

· Retraction

손끝은 천장을 향하도록 유지하며 견갑골의 내측연을 척추 방향으로 가깝게 모아주며 견갑골과 척추 사이의 공간을 최대한 좁혀준다.

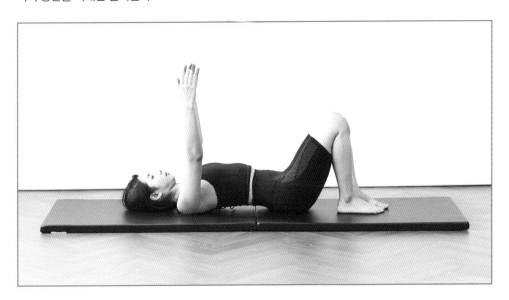

| SITTING |

· Neutral

견갑골의 전인과 후인의 중간 위치이며 측면에서 견봉이 고관절, 요추, 귓볼과 일직선을 유지한다.

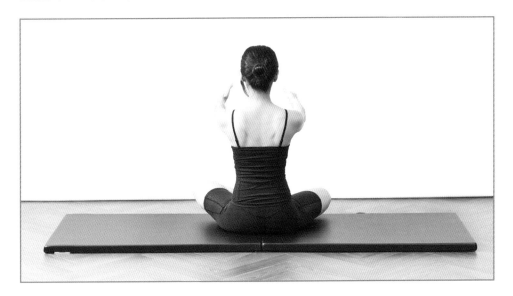

· Protraction

견갑골의 내측연을 척추의 극돌기와 멀어지도록 손끝을 전방으로 멀리 뻗어 견갑골과 척추 사이의 공간
을 최대한 넓힌다.

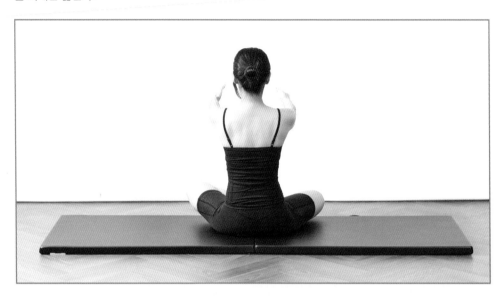

· Retraction

팔은 어깨높이만큼 유지하며 견갑골의 내측연을 척추 방향으로 가깝게 모아 견갑골과 척추 사이의 공간
을 최대한 좁혀준다.

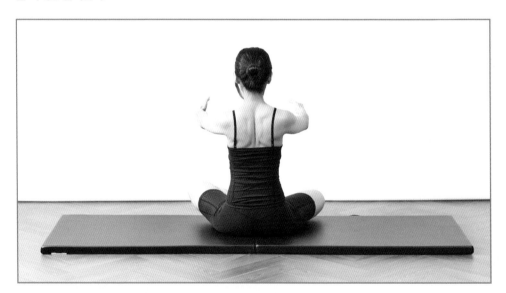

5. HEAD & CERVICAL PLACEMENT

Head와 Cervical의 Neutral은 정면에서 보았을 때 코끝과 턱 끝, Sternum이 같은 선상에 정렬되어 있다. 머리가 어깨 정가운데 있으며 측면에서 보았을 때 귓볼이 어깨와 수직선상에 있고, Cervical이 자연스러운 전방 경사를 이루고 있는 모습이다.

경추는 자연스러운 곡선을 유지해야 하고 두개골은 수직일 때 어깨 위에서 균형을 잡는다.
이러한 경추와 두개골의 정렬은 모든 운동의 시작 자세에서 유지되어야 한다.
만약 자세가 척추후만증이거나 목이 앞으로 나와 있다면 누운 자세에서 경추에 쿠션이나 베게를 받쳐서 경추에 과신전이나 불필요한 긴장이 되지 않게 해주며, 목과 어깨의 과긴장을 해소하기 위해 바른 위치를 찾아주는 것이 중요하다.
경추는 굴곡, 신전, 외측 굴곡, 회전 움직임 동안 언제나 흉추와 같은 선상에서 움직인다.
Cranio-vertebral flexion(head nods)는 C1~C2에서만 일어나는 작은 움직임으로, Cervical의 Dynamic stability(동적 안정성)를 찾기 위해 활용한다.
상체를 Flexion할 때 주로 사용하며, 이때 턱을 너무 깊게 누르지 않는다.
이상적인 움직임은 흉추 굴곡의 움직임 동안 언제든 적용되어야 한다.
누워 있는 상태에서 상체를 굴곡할 때, 흉추의 굴곡에 집중하며 경추의 과도한 굴곡이 일어나지 않게 한다.
이상적인 경추 굴곡은 턱을 너무 깊게 숙이지 않고 턱과 가슴 사이에 충분한 공간이 유지되어야 한다.

● **Neutral cervical alignment**

매트와 목 사이의 공간이 유지되며 머리를 정수리 방향으로 길게 늘린다.

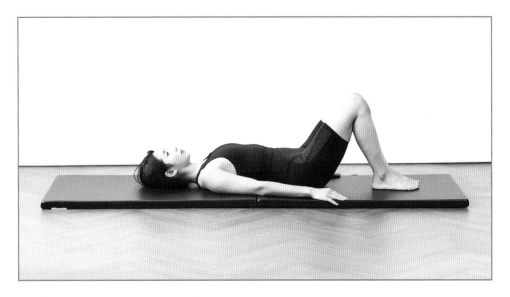

● Cranio-vertebral flexion

뒷목을 길게 늘리며 턱을 가슴 쪽으로 당겨 유지한다.

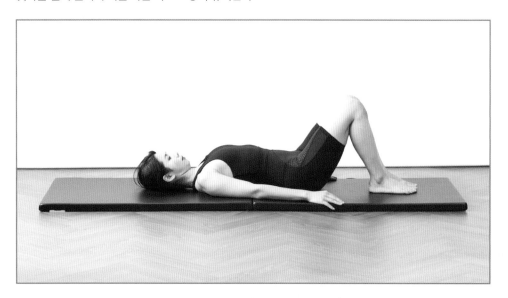

● Correct upper body flexion

머리와 목 사이의 공간을 유지하며 상체를 견갑골까지 올려 상부 흉추에 굴곡을 만든다.

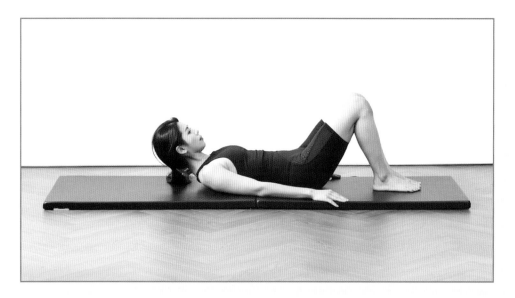

● Overextension of cervical

상부 흉추를 굴곡하며 머리를 과도하게 신전한 상태이다.

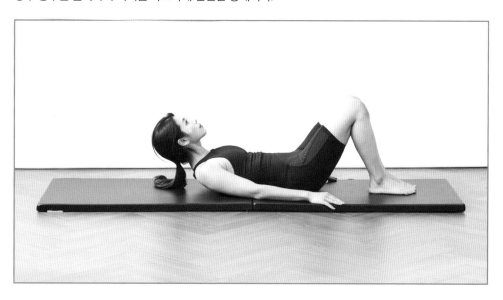

● Overflexion of cervical

상부 흉추를 굴곡하며 머리를 과도하게 굴곡한 상태이다.

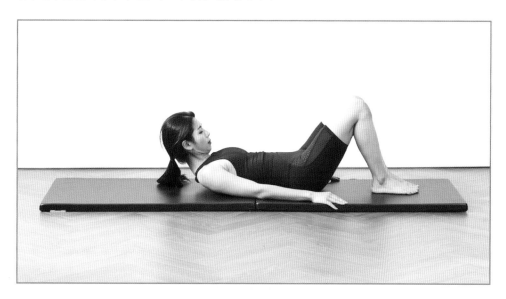

엎드려 있는 상태에서 상체를 신전할 때 경추는 흉추와 일직선이 되게 들어 올리며 경추의 과신전 또는 과도한 압박이 되지 않게 주의해야 한다.

시선 또한 경추의 위치에 영향을 준다.

누운 자세에서 상체를 굴곡할 때 경추의 적절한 정렬을 유지하기 위해 또는 시선의 위치에 따라 경추의 적절한 정렬을 유지하기 위해 굴곡의 정도를 적절하게 조절할 수 있다. 흉추 신전에서도 동일하게 한다.

모든 움직임에서 시선의 위치는 머리, 경추, 흉추가 바른 정렬을 유지하기 위해서 확실하게 해야 하며 머리의 바른 정렬을 통해서 좀 더 편안한 경추를 만드는 데 목표가 있다.

● **Correct upper body extension**

머리는 몸통과 일직선을 유지하며 상체를 신전하는 동안 골반의 중립을 유지하려고 한다.

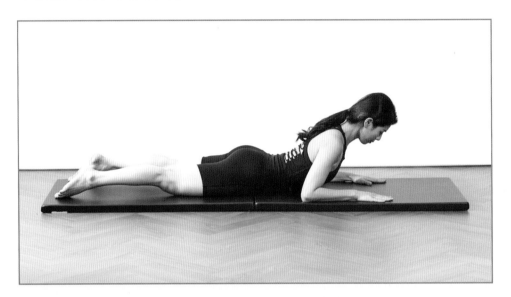

● **Overextension of cervical**

상체를 신전하며 경추를 과도하게 신전한 상태이다.

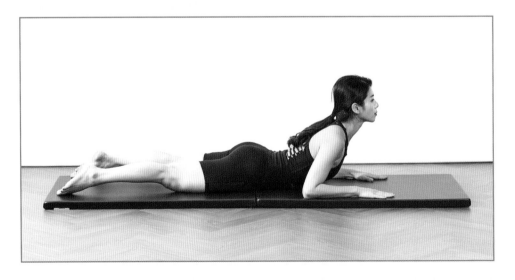

● **Overflexion of cervical**

상체를 신전하며 경추를 과도하게 굴곡한 상태이다.

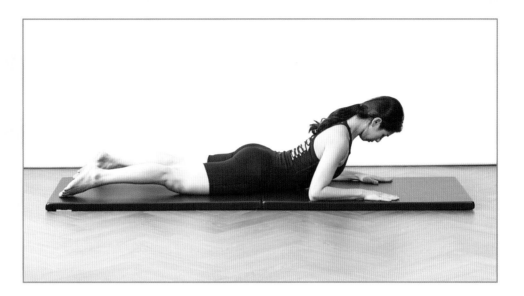

REFORMER

1. 부위별 명칭

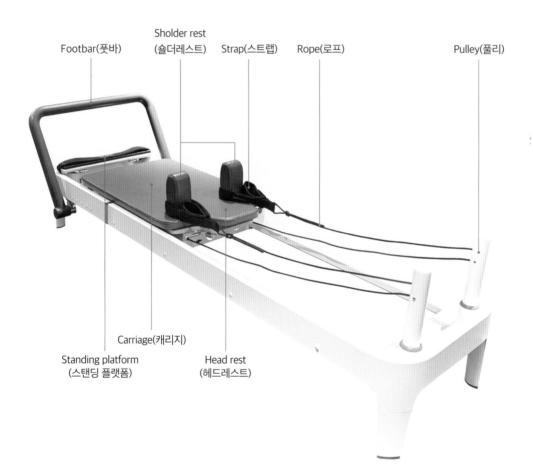

Footbar(풋바)

Sholder rest
(숄더레스트)

Strap(스트랩)

Rope(로프)

Pulley(풀리)

Carriage(캐리지)

Standing platform
(스탠딩 플랫폼)

Head rest
(헤드레스트)

2. 세팅 방법

● Spring의 무게
Y(노랑) super light, B(파랑) light, R(빨강) medium, G(녹색) heavy

● Spring bar의 위치 조절
- A: Spring의 장력이 올라가 운동 저항이 높아진다. Reformer의 Frame에 가까운 위치
- B: Spring에 텐션이 없어 운동 저항이 낮아진다. Carriage에 가까운 위치

● Head rest 조절
- 플랫: Head rest를 완전히 내려놓은 상태
- 미들 혹은 하프: Head rest를 중간 홈에 걸친 상태
- 업: Head rest를 가장 높게 올린 상태

● Footbar
- High footbar: Footbar가 가장 높게 세워진 상태
- Low footbar: Footbar를 한 단계 내려 중간 높이로 맞춘 상태
- No footbar: Footbar를 완전히 내린 상태

● Rope와 Strap
- Regular strap: Strap이 Sholder rest에 팽팽하게 걸리는 정도
- Short strap: Strap이 Handle에 팽팽하게 걸리는 정도
- Very short strap: Strap이 Head rest보다 13cm가량 짧은 위치에 놓이는 정도
- Long strap: Strap의 D링이 Sholder rest 가운데에 닿는 정도

● Footplate/Jumping Board
점핑 동작을 진행할 수 있도록 설치하는 별도의 기구이다.

3. 주의 사항 및 관리

- 모든 Strap, 후크, 부착 부위를 확인한다.
- Carriage가 이동하는 트랙에 문제가 없는지 확인한다.
- 휠이 마모되지 않았는지 확인한다.
- 모든 볼트가 안전하게 조여졌는지 확인한다.
- Spring의 마모 정도를 확인한다.
- Footbar의 패드와 고정 나사를 확인한다.
- Head rest가 안전하게 고정되었는지 확인한다.
- Strap과 Rope가 마모되었는지 확인한다.

CONTENTS

PILATES PRINCIPLE 6

BASIC PLACEMENT 8
1. BREATHING 8
2. PELVIC PLACEMENT 10
3. RIB CAGE PLACEMENT 11
4. SCAPULAR MOVEMENT & STABILIZATION 13
5. HEAD & CERVICAL PLACEMENT 19

REFORMER 24

01-❶ FOOTWORK 28
Heels On Bar

01-❷ FOOTWORK 30
Midfoot On Bar

01-❸ FOOTWORK 32
Toes On Bar

01-❹ FOOTWORK 34
V Feet

01-❺ FOOTWORK 36
Wide Feet

01-❻ FOOTWORK 38
Internal Rotated

01-❼ FOOTWORK 40
Running

02-❶ BRIDGING 43
Pelvic Lift

02-❷ BRIDGING 46
Single Leg Pelvic Lift

03-❶ FEET IN STRAP SERIES 49
Leg Lower & Lift

03-❷ FEET IN STRAP SERIES 51
Scissors

03-❸ FEET IN STRAP SERIES 53
Circle

03-❹ FEET IN STRAP SERIES 56
Frog

04 SHORT SPINE MASSAGE 58

05-❶ SUPINE ARM WORK 61
Triceps

05-❷ SUPINE ARM WORK 63
Deltoid

05-❸ SUPINE ARM WORK 65
Lat Pull

05-❹ SUPINE ARM WORK 67
Pectoralis

05-❺ SUPINE ARM WORK 69
Arm Circle

06 HUNDRED 72

07-❶ STOMACH MASSAGE 75
Round Back

07-❷ STOMACH MASSAGE 78
Flat Back

07-❸ STOMACH MASSAGE 80
Reaching

07-❹ STOMACH MASSAGE 83
Rotation With Arm

08-❶ ARM WORK IN STRAP SITTING 86
Facing Strap / Triceps

08-❷ ARM WORK IN STRAP SITTING 88
Facing Strap / Arm Twist

08-❸ ARM WORK IN STRAP SITTING 91
Facing Strap / Row

08-❹ ARM WORK IN STRAP SITTING 93
Facing Strap / External Rotation

08-❺ ARM WORK IN STRAP SITTING 95
Facing Footbar / Serve A Tray

08-❻ ARM WORK IN STRAP SITTING 97
Facing Footbar / Hug A Tree

08-❼ ARM WORK IN STRAP SITTING 99
Facing Footbar / Salute

08-❽ **ARM WORK IN STRAP SITTING** 101
Facing Footbar / Twist Front

09-❶ **ROLL DOWN** 104
Arm Straight

09-❷ **ROLL DOWN** 107
Oblique

09-❸ **ROLL DOWN** 110
Biceps

09-❹ **ROLL DOWN** 112
Shoulder

10-❶ **SHORT BOX SERIES** 115
Round Back

10-❷ **SHORT BOX SERIES** 117
Flat Back

10-❸ **SHORT BOX SERIES** 119
Oblique

10-❹ **SHORT BOX SERIES** 121
Mermaid

11-❶ **LONG BOX ARMWORK PRONE** 124
Pulling Down

11-❷ **LONG BOX ARMWORK PRONE** 126
Airplane

11-❸ **LONG BOX ARMWORK PRONE** 128
Triceps Pull Back

11-❹ **LONG BOX ARMWORK PRONE** 131
Pulling Strap(engage abdominals)

11-❺ **LONG BOX ARMWORK PRONE** 134
Hands Up

11-❻ **LONG BOX ARMWORK PRONE** 136
Hands In

11-❼ **LONG BOX ARMWORK PRONE** 138
Single Arm

11-❽ **LONG BOX ARMWORK PRONE** 140
Swan With Footbar

12-❶ **KNEELING ABDOMINALS-
FACING BACK** 143
Flatback

12-❷ **KNEELING ABDOMINALS-
FACING BACK** 146
Roundback

12-❸ **KNEELING ABDOMINALS-
FACING BACK** 148
Oblique

12-❹ **KNEELING ABDOMINALS-
FACING BACK** 151
Single Leg

13-❶ **KNEE STRETCH** 154
Knee Stretch-Flat(arched) Back

13-❷ **KNEE STRETCH** 156
Knee Stretch-Roundback

14-❶ **ELEPHANT** 158
Flatback

14-❷ **ELEPHANT** 160
Round Back

15-❶ **LONG STRETCH** 162
Arched Back

15-❷ **LONG STRETCH** 165
Round Back

16 **UP STRETCH** 168
Round Back

17-❶ **SIDE SPLIT** 171
Leg Straight

17-❷ **SIDE SPLIT** 173
Kneebent-Turn Out

17-❸ **SIDE SPLIT** 175
Parallel

18-❶ **LUNGE** 177
Lunge

18-❷ **LUNGE** 179
Eve's Lunge

19-❶ **MERMAID** 181
Side Stretch

19-❷ **MERMAID** 183
Reach Arm Under Torso

20 **CLEOPATRA** 186

01-① FOOTWORK
Heels On Bar

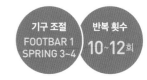

기구 조절
FOOTBAR 1
SPRING 3~4

반복 횟수
10-12회

- **운동 목표**: 배측 굴곡근을 활성화시킨 상태를 유지하며 무릎과 고관절의 굴곡과 신전을 반복하여 고관절 신전근과 대퇴사두근을 강화한다.
- **목표 근육**: 배측 굴곡근, 고관절 신전근(햄스트링), 대퇴사두근

- **시작 자세**: Supine / Neutral
  하지: 두 다리를 11자로 모으고 발뒤꿈치를 Footbar 위에 올린다. 발목은 Dorsi flexion으로 유지한다.
  상지: 팔은 몸 옆에 내려놓고, 손바닥은 아래를 향한다.

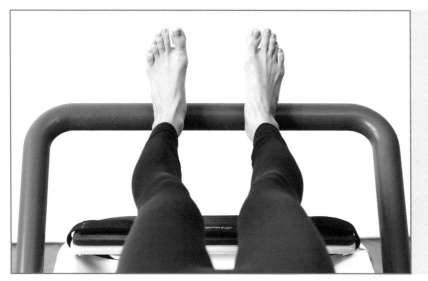

1

Parallel position(heels)

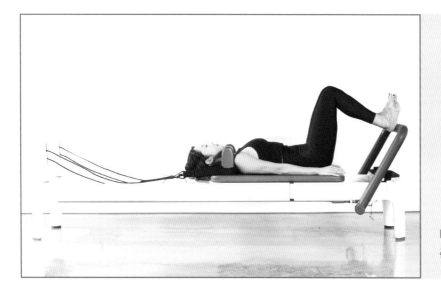

2

Inhale: 시작 자세를 유지하며 준비한다.

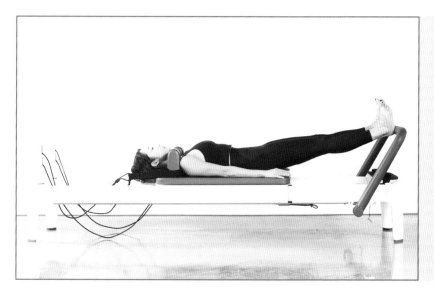

3

Exhale: 무릎을 펴서 Carriage 를 밀고 나간다.

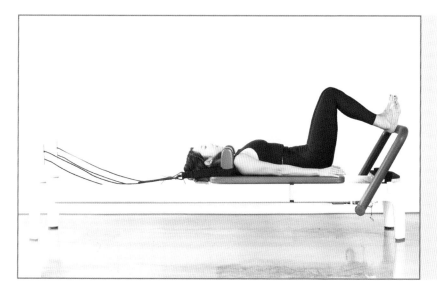

4

Inhale: 무릎 접고 시작 자세로 돌아간다.

● **변형 동작**

1. **호흡 바꾸기**
   Inhale: 무릎을 펴서 Carriage를 밀고 나간다.
   Exhale: 무릎을 접어 Carriage를 제자리로 한다.
   골반의 안정성을 유지하기 더 어려워진다.

2. **가동 범위를 줄여 Pulse하기**
   무릎을 반만 펴서 Carriage를 반만 밀고 나간다.
   Exhale에 빠르게 Carriage를 제자리로 한다.
   고관절 신전근을 강조할 수 있다.

3. **가동 범위 끝에서 Pulse하기**
   Carriage를 밀고 나간 상태에서 무릎을 약간만 굽힌 상태로 준비한다.
   Exhale에 빠르게 Carriage를 끝까지 민다.
   내측 광근 사용을 강조하여 무릎 강화에 효과적이다.

● **주의 사항**

1. 골반을 계속 중립 상태로 유지한다.
2. 무릎을 과신전하지 않도록 유의한다.
3. Stopper에 부딪치지 않도록 유의한다.

01.-②

FOOTWORK
Midfoot On Bar

기구 조절
FOOTBAR 1
SPRING 3~4

반복 횟수
10~12회

● **운동 목표**: 배측 굴곡근을 활성화시킨 상태를 유지하며 무릎과 고관절의 굴곡과 신전을 반복하여 고관절 신전근과 대퇴사두근을 강화한다.

● **목표 근육**: 배측 굴곡근, 고관절 신전근(햄스트링), 대퇴사두근

● **시작 자세**: Supine / Neutral

하지: 두 다리를 골반 넓이로 벌리고 발의 아치를 Footbar 위에 올린다. 발목은 Dorsi flexion으로 유지한다.

상지: 팔은 몸 옆에 내려놓고, 손바닥은 아래를 향한다.

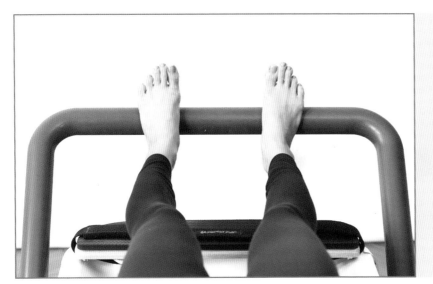

1

Parallel position
(arch/midfoot)

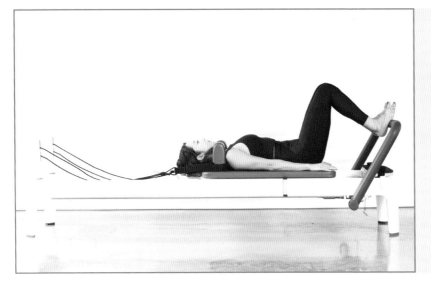

2

Inhale: 시작 자세를 유지하며 준비한다.

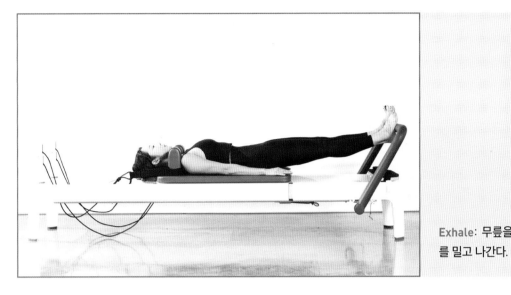

3

Exhale: 무릎을 펴서 Carriage
를 밀고 나간다.

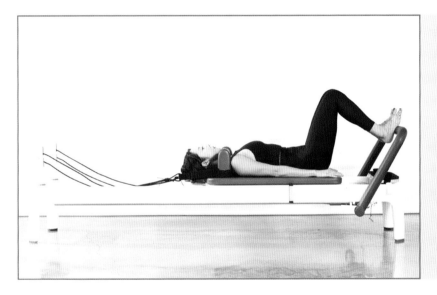

4

Inhale: 무릎 접고 시작 자세로
돌아간다.

● 변형 동작

1. **호흡 바꾸기**
   Inhale: 무릎을 펴서 Carriage를 밀고 나간다.
   Exhale: 무릎을 접어 Carriage를 제자리로 한다.
   골반 안정성을 유지하기 더 어려워진다.

2. **가동 범위를 줄여 Pulse하기**
   무릎을 반만 펴서 Carriage를 반만 밀고 나간다.
   Exhale에 빠르게 Carriage를 제자리로 한다.
   고관절 신전근을 강조할 수 있다.

3. **가동 범위 끝에서 Pulse하기**
   Carriage를 밀고 나간 상태에서 무릎을 약간만 굽힌 상태로 준비한다.
   Exhale에 빠르게 Carriage를 끝까지 민다.
   내측 광근 사용을 강조하여 무릎 강화에 효과적이다.

4. **발목이나 무릎 사이에 쿠션, 공, 패드 끼우기**
   내전근 활성화를 인지하기 쉬워진다.

● 주의 사항

1. 골반을 계속 중립 상태로 유지한다.
2. 발과 무릎의 정렬을 유지한다.
3. 무릎이 회전되거나 과신전하지 않도
   록 유의한다.
4. Stopper에 부딪치지 않도록 유의한다.

01.-③ FOOTWORK
Toes On Bar

기구 조절
FOOTBAR 1
SPRING 3~4

반복 횟수
10~12회

● **운동 목표**: 저측 굴곡근을 활성화시킨 상태를 유지하여 하지 정렬에 대한 인지력과 가동성을 증가시키고 무릎과 고관절의 굴곡과 신전을 반복하여 하지 근력과 협응력을 향상시키는 동작이다.

● **목표 근육**: 저측 굴곡근, 비복근, 가자미근, 고관절 신전근, 대퇴사두근

● **시작 자세**: Supine / Neutral

하지: 두 다리를 골반 넓이로 벌리고 발앞꿈치를 Footbar 위에 올린다. 발목은 Plantar flexion으로 유지한다.

상지: 팔은 몸 옆에 내려놓고, 손바닥은 아래를 향한다.

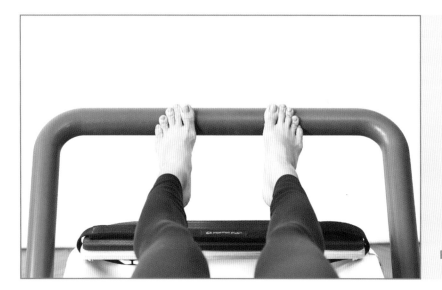

1

Parallel position(toes)

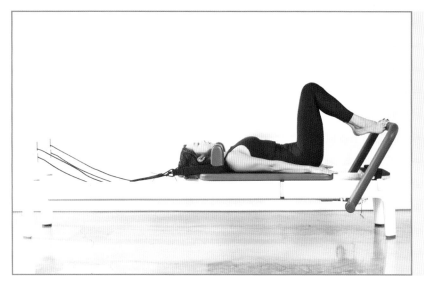

2

Inhale: 시작 자세를 유지하며 준비한다.

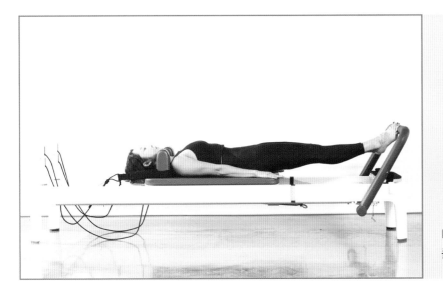

3

Exhale: 무릎을 펴서 Carriage
를 밀고 나간다.

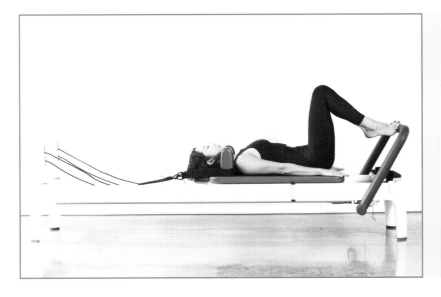

4

Inhale: 무릎을 접고 시작 자세
로 돌아간다.

● 변형 동작

1. **호흡 바꾸기**
   Inhale: 무릎을 펴서 Carriage를 밀고 나간다.
   Exhale: 무릎을 접어 Carriage를 제자리로 한다.
   골반 안정성을 유지하기 더 어려워진다.

2. **가동 범위를 줄여 Pulse하기**
   무릎을 반만 펴서 Carriage를 반만 밀고 나간다.
   Exhale에 빠르게 Carriage를 제자리로 한다.
   고관절 신전근을 강조할 수 있다.

3. **가동 범위 끝에서 Pulse하기**
   Carriage를 밀고 나간 상태에서 무릎을 약간만 굽힌 상태로 준비한다.
   Exhale에 빠르게 Carriage를 끝까지 민다.
   내측 광근 사용을 강조하여 무릎 강화에 효과적이다.

4. **발목이나 무릎 사이에 쿠션, 공, 패드 끼우기**
   내전근 활성화를 인지하기 쉬워진다.

● 주의 사항

1. 골반을 계속 중립 상태로 유지한다.
2. 발뒤꿈치의 높이를 유지하며 무릎의
   정렬을 유지한다.
3. 무릎이 회전되거나 과신전하지 않도
   록 유의한다.
4. Stopper에 부딪치지 않도록 유의한다.

01.-④

FOOTWORK
V Feet

기구 조절
FOOTBAR 1
SPRING 3~4

반복 횟수
10~12회

● **운동 목표**: 고관절 외회전근과 저측 굴곡근을 활성화시킨 상태로 무릎과 고관절의 굴곡과 신전을 반복하여 발목 조절의 강화, 그리고 고관절 신전근과 대퇴사두근을 강화한다.
● **목표 근육**: 고관절 외회전근, 저측 굴곡근, 비복근, 가자미근, 고관절 신전근, 대퇴사두근

● **시작 자세**: Supine / Neutral
하지: 두 다리를 외회전한 상태로 발뒤꿈치끼리 맞붙이고 발앞꿈치는 한 뼘 정도 벌려 V자 형태를 만든다. 발앞꿈치를 Footbar에 올리고 발목은 Plantar flexion한다. 무릎의 가운데와 두 번째 발가락이 같은 선상에 놓일 수 있도록 정렬을 맞춘다.
상지: 팔은 몸 옆에 내려놓고, 손바닥은 아래를 향한다.

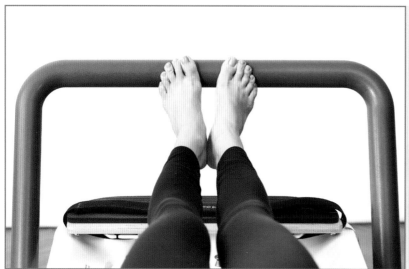

1

V-position toes

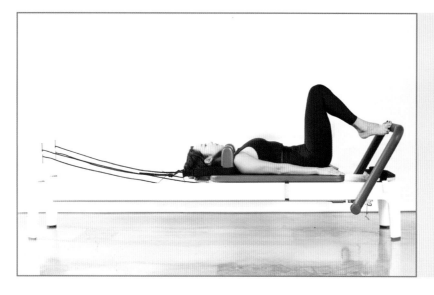

2

Inhale: 시작 자세를 유지하며 준비한다.

34

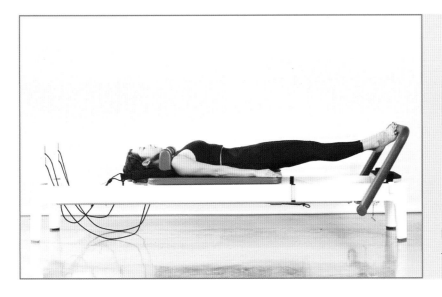

Exhale: 무릎을 펴서 Carriage 를 밀고 나간다.

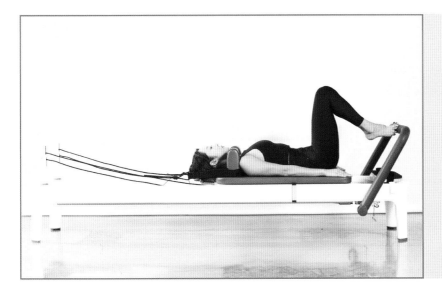

Inhale: 무릎을 접고 시작 자세 로 돌아간다.

● **변형 동작**

1. **호흡 바꾸기**
   Inhale: 무릎을 펴서 Carriage를 밀고 나간다.
   Exhale: 무릎을 접어 Carriage를 제자리로 한다.
   골반 안정성을 유지하기 더 어려워진다.

2. **가동 범위를 줄여 Pulse하기**
   무릎을 반만 펴서 Carriage를 반만 밀고 나간다.
   Exhale에 빠르게 Carriage를 제자리로 한다.
   고관절 신전근을 강조할 수 있다.

3. **가동 범위 끝에서 Pulse하기**
   Carriage를 밀고 나간 상태에서 무릎을 약간만 굽힌 상태로 준비한다.
   Exhale에 빠르게 Carriage를 끝까지 민다.
   내측 광근 사용을 강조하여 무릎 강화에 효과적이다.

4. **Flex band로 허벅지를 묶고 동작하기**
   외전근 사용을 강조할 수 있다.

● **주의 사항**

1. 골반을 계속 중립 상태로 유지한다.
2. 발뒤꿈치의 높이를 유지하며 발끝과 무릎의 정렬을 유지한다.
3. 무릎이 회전되거나 과신전하지 않도록 유의한다.
4. Stopper에 부딪치지 않도록 유의한다.

01.⑤ FOOTWORK
Wide Feet

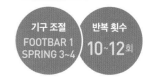

기구 조절
FOOTBAR 1
SPRING 3~4

반복 횟수
10~12회

● **운동 목표**: 고관절 외회전근과 배측 굴곡근을 활성화시킨 상태를 유지하며, 무릎과 고관절의 굴곡과 신전을 반복하여 고관절 신전근과 대퇴사두근을 강화한다.
● **목표 근육**: 고관절 외회전, 배측 굴곡근, 고관절 신전근, 대퇴사두근

● **시작 자세**: Supine / Neutral
하지: 두 다리를 외회전한 상태로 넓게 벌려 양발의 뒤꿈치를 Footbar의 양쪽 가장자리에 올린다. 발목은 Dorsi flexion하고 무릎의 가운데와 두 번째 발가락이 같은 선상에 놓일 수 있도록 정렬을 맞춘다.
상지: 팔은 몸 옆에 내려놓고, 손바닥은 아래를 향한다.

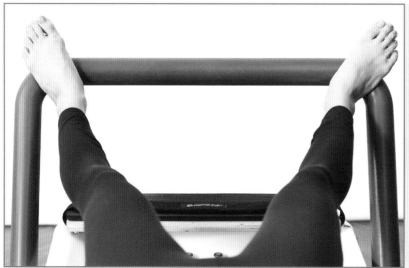

1

Wide position

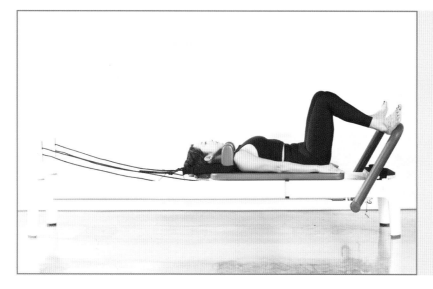

2

Inhale: 시작 자세를 유지하며 준비한다.

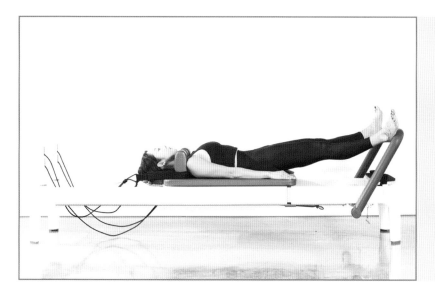

3

Exhale: 무릎을 펴서 Carriage 를 밀고 나간다.

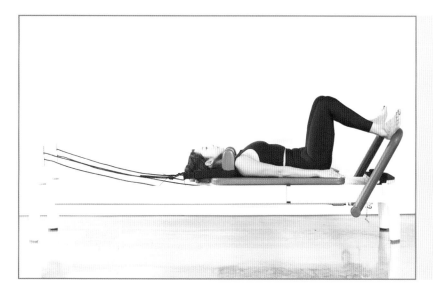

4

Inhale: 무릎을 접고 시작 자세 로 돌아간다.

● 변형 동작

1. **호흡 바꾸기**
   Inhale: 무릎을 펴서 Carriage를 밀고 나간다.
   Exhale: 무릎을 접어 Carriage를 제자리로 한다.
   골반 안정성을 유지하기 더 어려워진다.

2. **가동 범위를 줄여 Pulse하기**
   무릎을 반만 펴서 Carriage를 반만 밀고 나간다.
   Exhale에 빠르게 Carriage를 제자리로 한다.
   고관절 신전근을 강조할 수 있다.

3. **가동 범위 끝에서 Pulse하기**
   Carriage를 밀고 나간 상태에서 무릎을 약간만 굽힌 상태로 준비한다.
   Exhale에 빠르게 Carriage를 끝까지 민다.
   내측 광근 사용을 강조하여 무릎 강화에 효과적이다.

● 주의 사항

1. 골반을 계속 중립 상태로 유지한다.
2. 발뒤꿈치에 동일한 무게를 주고 무릎의 정렬을 유지한다.
3. 무릎이 회전되거나 과신전하지 않도록 유의한다.
4. Stopper에 부딪치지 않도록 유의한다.

01. FOOTWORK
Internal Rotated

-⑥

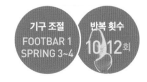

기구 조절
FOOTBAR 1
SPRING 3~4

반복 횟수
10·12회

● **운동 목표**: 고관절 내회전근과 배측 굴곡근을 활성화시킨 상태를 유지하며, 무릎과 고관절의 굴곡과 신전을 반복하여 고관절 신전근과 대퇴사두근을 강화한다.

● **목표 근육**: 고관절 내회전근, 배측 굴곡근, 고관절 신전근, 대퇴사두근

● **시작 자세**: Supine / Neutral

하지: 두 다리를 내회전한 상태로 무릎을 굽혀 무릎이 서로 맞닿고, 발은 골반 넓이보다 약간 넓게 벌려 양발의 뒤꿈치를 Footbar에 올린다. 엄지발가락끼리 서로 가깝고, 뒤꿈치 사이가 조금 더 멀다. 발목은 Dorsi flexion을 유지한다.

상지: 팔은 몸 옆에 내려놓고, 손바닥은 아래를 향한다.

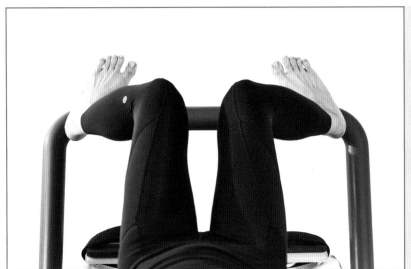

1

Internal rotated

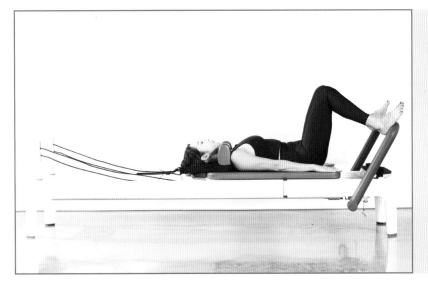

2

Inhale: 시작 자세를 유지하며 준비한다.

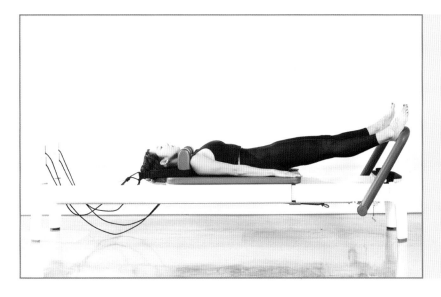

3

Exhale: 무릎을 펴서 Carriage 를 밀고 나간다.

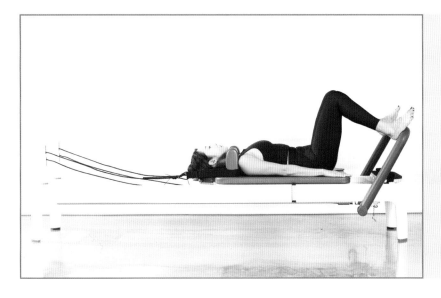

4

Inhale: 무릎을 접고 시작 자세 로 돌아간다.

● 변형 동작

1. **호흡 바꾸기**
   Inhale: 무릎을 펴서 Carriage를 밀고 나간다.
   Exhale: 무릎을 접어 Carriage를 제자리로 한다.
   골반 안정성을 유지하기 더 어려워진다.

2. **가동 범위를 줄여 Pulse하기**
   무릎을 반만 펴서 Carriage를 반만 밀고 나간다.
   Exhale에 빠르게 Carriage를 제자리로 한다.
   고관절 신전근을 강조할 수 있다.

3. **가동 범위 끝에서 Pulse하기**
   Carriage를 밀고 나간 상태에서 무릎을 약간만 굽힌 상태로 준비한다.
   Exhale에 빠르게 Carriage를 끝까지 민다.
   내측 광근 사용을 강조하여 무릎 강화에 효과적이다.

4. **Flex band로 허벅지를 묶고 동작하기**
   외전근 사용을 강조할 수 있다.

● 주의 사항

1. 골반과 척추를 중립 상태로 유지한다.
2. 양쪽 발뒤꿈치에 무게가 동일하게 분산되어야 한다.
3. 다리를 끝까지 곧게 펴되, 과신전하지 않도록 주의한다.

01.-⑦ FOOTWORK
Running

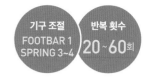
● **운동 목표**: 고관절, 무릎, 발목을 바른 정렬로 유지한 상태에서 발목의 신전과 굴곡을 반복하여 비복근과 가자미근을 강화한다. 하지가 움직임을 반복하는 동안 골반과 몸통의 안정성을 유지한다.

● **목표 근육**: 내측 광근, 외측 광근, 비복근, 가자미근

● **시작 자세**: Supine / Neutral

하지: 두 다리를 11자로 모으고 발앞꿈치를 Footbar 위에 올린다. 발목은 Plantar flexion으로 유지한다.

상지: 팔은 몸 옆에 내려놓고, 손바닥은 아래를 향한다.

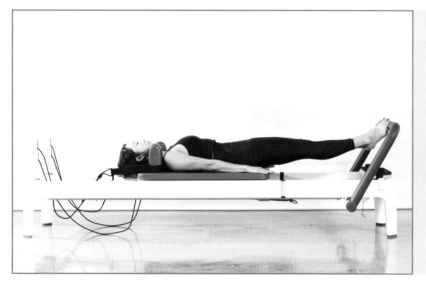

1

Inhale: 무릎을 펴서 Carriage를 밀고 나간다.

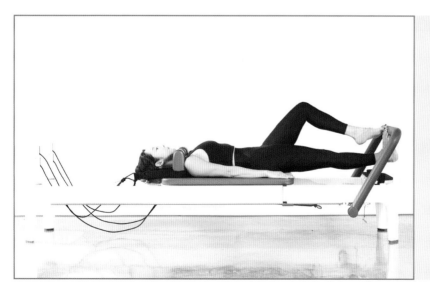

2

Exhale: 한쪽 발목을 Dorsi flexion으로 바꾸며 동시에 반대쪽 다리의 무릎을 약간 굽힌다.

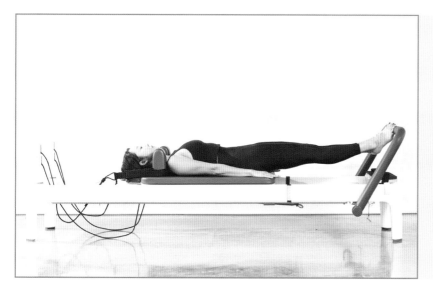

3

Inhale: 두 다리의 무릎을 모두 펴고 발목을 Plantar flexion하여 11자로 정렬한다.

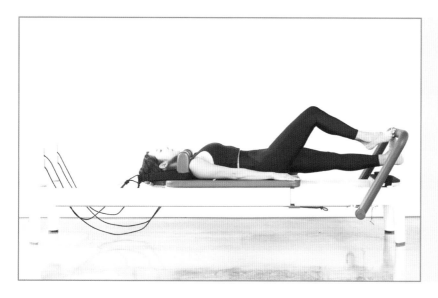

4

Exhale: 다른 쪽 발목을 Dorsi flexion으로 바꾸며 동시에 반대쪽 다리의 무릎을 약간 굽힌다.

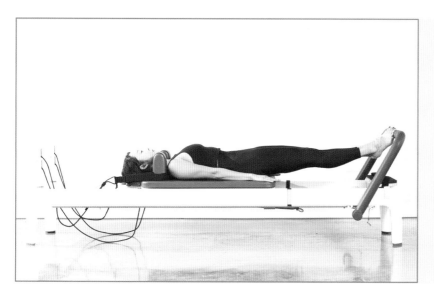

5

Inhale: 두 다리의 무릎을 모두 펴고 발목을 Plantar flexion하여 11자로 정렬한다.

▶반대쪽 다리로 이어서 20~60회 반복

● 변형 동작

호흡을 부드럽게

완전히 동작 숙지가 되었다면 한 호흡에 1회의 동작이 끝나도록 속도를 높인다.

● 주의 사항

1. 골반과 척추를 중립 상태로 유지한다.
2. 양쪽 발을 교차하며 앞꿈치에 무게가 동일하게 분산되어야 한다.
3. 다리를 교차할 때 무릎이 과신전하지 않도록 주의한다.
4. 흉곽과 견갑을 안정화하여 어깨나 목에 긴장이 발생하지 않도록 한다.

02.-①

BRIDGING
Pelvic Lift

기구 조절
FOOTBAR 1
SPRING 2~3

반복 횟수
5~10회

● **운동 목표**: 척추를 분절하는 복부 근육의 조절 능력과 고관절
을 신전시키는 둔근과 햄스트링의 근력을 강화한다. 하지 관절
이 복합적으로 운동을 진행하는 과정에서 골반과 몸통의 안정
성을 유지한다.

● **목표 근육**: 대둔근, 햄스트링, 대퇴사두근, 복직근, 복사근

● **시작 자세**: Supine / Neutral

하지: 다리는 골반 넓이로 벌려 11자를 만들고 뒤꿈치를
Footbar에 올린 뒤 발목은 Dorsi flexion으로 유지한다.

상지: 팔은 몸 옆에 내려놓고, 손바닥은 아래를 향한다.

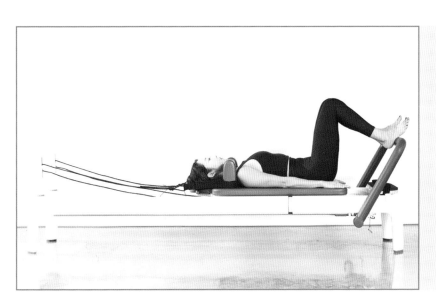

1

Inhale: 시작 자세를 유지하며
준비한다.

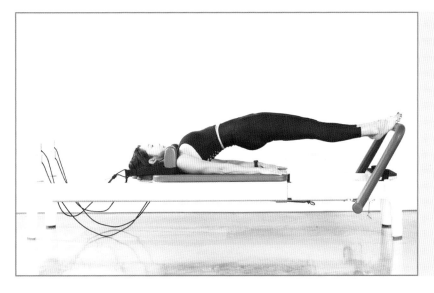

2

Exhale: 골반부터 안으로 말아
올리듯 분절하여 윗등까지 바닥
에서 띄운다.

▶어깨에서 무릎까지 사선 일직선의
형태

Inhale: 자세를 유지한다.

43

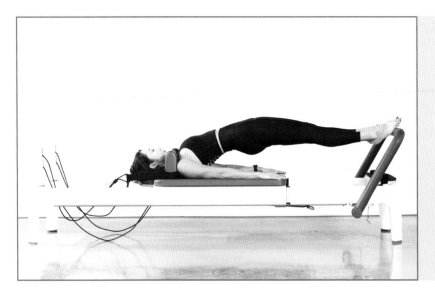

3

Exhale: 무릎을 펴서 Carriage 를 밀고 나가며, 골반 높이를 약 간 낮춰 어깨부터 발뒤꿈치까지 직선을 이룬다.

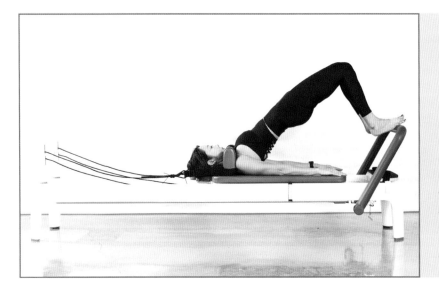

4

Inhale: 무릎을 접어 Carriage 를 끌고 들어오며, 동시에 골반 을 들어 올려 어깨에서 무릎을 잇는 선이 사선 일직선을 이루 도록 한다.

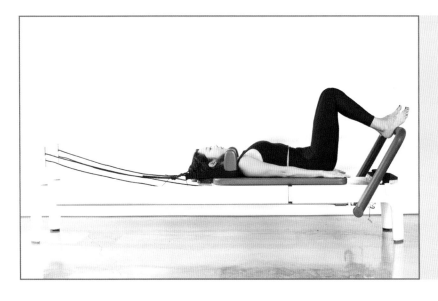

5

Exhale: 윗등부터 분절하여 척 추를 Carriage에 내려놓고 시작 자세로 돌아간다.

● 변형 동작

척추 분절만 연습

● 변형 동작

척추 분절만 연습

Inhale: 시작 자세를 유지하며 준비한다.

Exhale: 골반부터 말아 올리듯 윗등까지 바닥에서 띄운다.

Inhale: 자세를 유지한다.

Exhale: 윗등부터 분절해 내려와 시작 자세로 돌아간다.

● 주의 사항

1. 무릎을 펴고 Carriage를 밀고 나갈 때 복부 근육의 연결을 유지하여 허리가 아래로 꺾이지 않도록 유의한다.

2. 골반을 들어 올렸을 때, 체중은 견갑에 실려 있어야 한다. 경추에 체중이 실리지 않도록 주의한다.

3. 운동 시 발끝이나 무릎이 바깥으로 벌어지지 않고 11자 정렬을 유지할 수 있도록 한다.

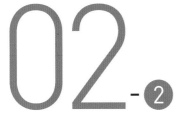

BRIDGING
Single Leg Pelvic Lift

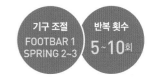

기구 조절
FOOTBAR 1
SPRING 2~3

반복 횟수
5~10회

● **운동 목표**: Pelvic lift에서 난이도를 향상시킨 동작으로 한쪽 다리로만 Footbar를 지지하고 동작하므로 골반과 몸통이 회전하려는 저항을 조절해야 한다. 척추를 분절하는 복부 근육의 조절 능력과 고관절을 신전시키는 둔근과 햄스트링의 근력을 강화한다.

● **목표 근육**: 대둔근, 햄스트링, 대퇴사두근, 복직근, 복사근

● **시작 자세**: Supine / Neutral
하지: 다리는 골반 넓이로 벌려 11자를 만들고 뒤꿈치를 Footbar에 올린 뒤 발목은 Dorsi flexion으로 유지한다.
상지: 팔은 몸 옆에 내려놓고, 손바닥은 아래를 향한다.

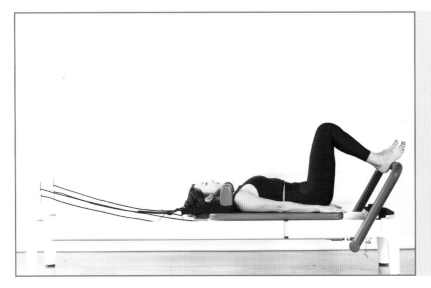

1

Inhale: 시작 자세를 유지하며 준비한다.

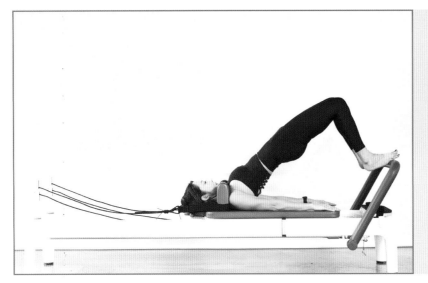

2

Exhale: 골반부터 안으로 말아 올리듯 분절하여 윗등까지 바닥에서 띄운다.

▶어깨에서 무릎까지 사선 일직선의 형태

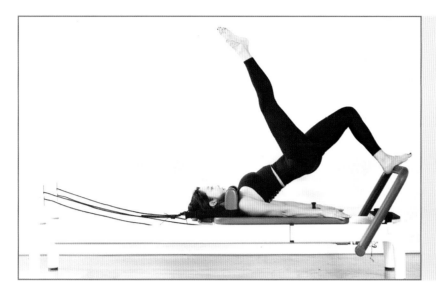

3

Inhale: 한쪽 다리를 Footbar에서 띄워 올려 무릎을 곧게 펴고, 고관절을 굴곡하여 몸통 가까이 당겨 온다.

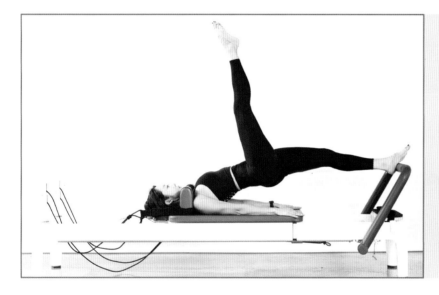

4

Exhale: Footbar 위의 다리는 무릎을 펴서 Carriage를 밀고 나가며, 골반 높이를 약간 낮춰 어깨부터 발뒤꿈치까지 직선을 이룬다.

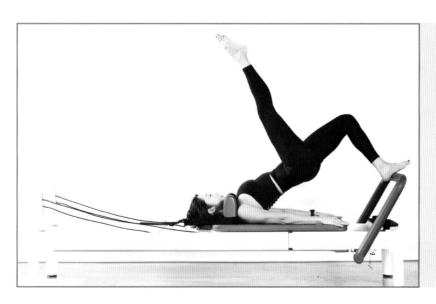

5

Inhale: Footbar를 지지한 다리의 무릎을 접어 Carriage를 끌고 들어오며, 동시에 골반을 들어 올려 어깨에서 무릎을 잇는 선이 사선 일직선을 이루도록 한다.

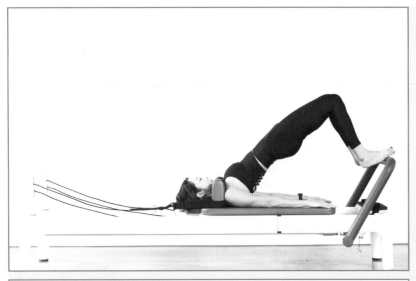

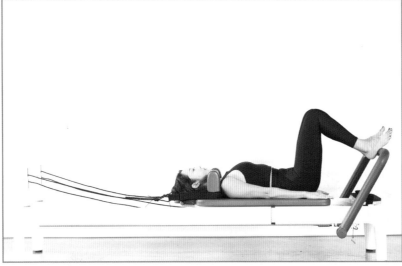

Exhale: Footbar 위에 두 발을 모두 내려놓은 후 윗등부터 분절하여 척추를 Carriage에 내려놓고 시작 자세로 돌아간다.

● **주의 사항**

1. 무릎을 펴고 Carriage를 밀고 나갈 때 복부 근육의 연결을 유지하여 허리가 아래로 꺾이지 않도록 유의한다.
2. 골반을 들어 올렸을 때 체중은 견갑에 실려 있어야 한다. 경추에 체중이 실리지 않도록 주의한다.
3. 한 다리를 들어 올리며 골반의 정렬이 흐트러지지 않도록 유의한다.

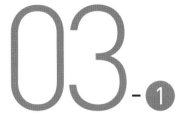

03.-①

FEET IN STRAP SERIES
Leg Lower & Lift

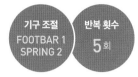

기구 조절
FOOTBAR 1
SPRING 2

반복 횟수
5회

● **운동 목표**: 고관절의 굴절과 신전을 반복하는 동안 골반의 안정을 꾀하며, 고관절 신전근을 강화할 수 있다.

● **목표 근육**: 내전근, 고관절 신전근

● **시작 자세**: Supine / Imprint

하지: 두 발의 아치에 Strap을 걸고, 다리는 11자로 모아 사선 위쪽으로 뻗는다. 발목은 Plantar flexion으로 유지한다.

상지: 팔은 몸 옆에 내려놓고, 손바닥은 아래를 향한다.

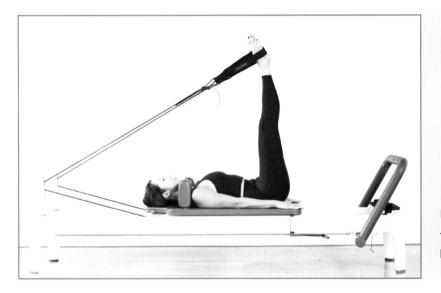

1

Inhale: 다리를 천장 방향으로 곧게 들어 올리며 골반의 위치를 Neutral로 바꾼다.

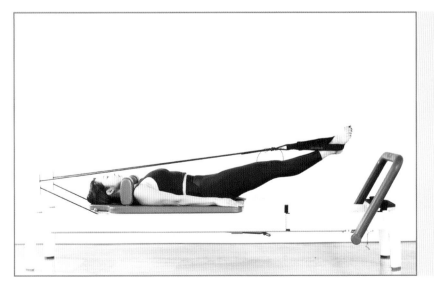

2

Exhale: 다리를 시작 자세의 위치로 끌어내리며 골반의 위치를 Imprint로 바꾼다.

49

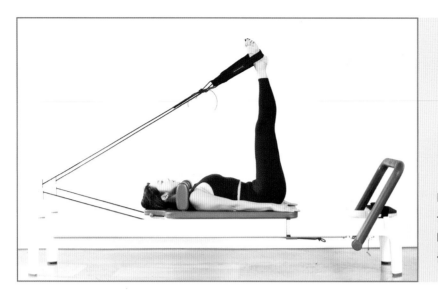

Inhale: 다리를 천장 방향으로 곧게 들어 올리며 골반의 위치를 Neutral로 바꾸고 시작 자세로 돌아간다.

● 변형 동작

골반을 Neutral 상태로 유지하며 동작

해당 동작을 쉽게 소화할 수 있게 되었다면 시작 자세부터 골반을 Neutral로 유지하며 운동한다.

● 주의 사항

1. 고관절의 움직임을 골반이나 요추의 움직임과 분리하여 인지할 수 있도록 해야 한다.
2. 다리가 한쪽으로 치우치거나 무릎이 과신전되지 않도록 주의한다.
3. 다리를 천장 방향으로 들어 올릴 때 천골이 바닥에서 떨어지지 않도록 한다.

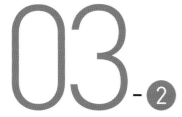

FEET IN STRAP SERIES
Scissors

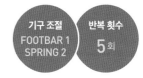

기구 조절
FOOTBAR 1
SPRING 2

반복 횟수
5회

● **운동 목표**: 고관절의 외전과 내전을 반복하는 동안 골반의 안정을 꾀하며, 내전근을 강화할 수 있다.
● **목표 근육**: 고관절 신전근, 내전근, 외전근

● **시작 자세**: Supine / Imprint
하지: 두 발의 아치에 Strap을 걸고, 다리는 11자로 모아 천장 방향으로 뻗는다. 발목은 Plantar flexion으로 유지한다.
상지: 팔은 몸 옆에 내려놓고, 손바닥은 아래를 향한다.

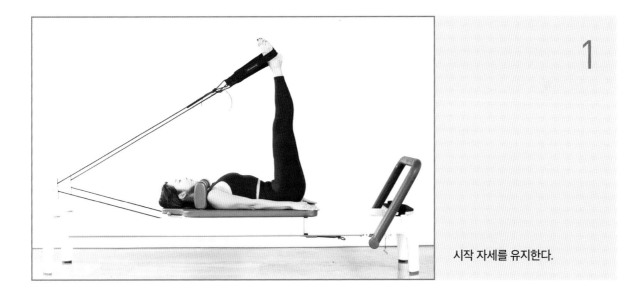

1

시작 자세를 유지한다.

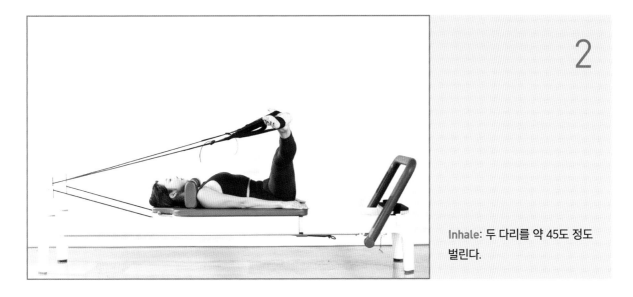

2

Inhale: 두 다리를 약 45도 정도 벌린다.

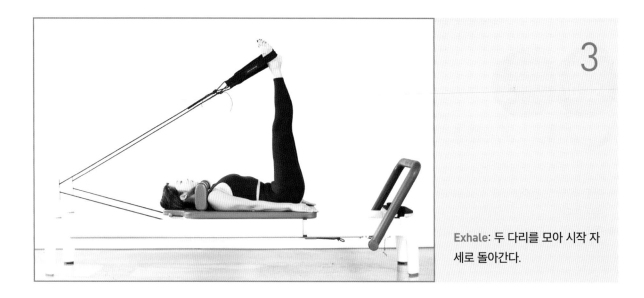

Exhale: 두 다리를 모아 시작 자세로 돌아간다.

● **주의 사항**

1. 두 다리가 서로 동일한 간격으로 외전과 내전을 반복할 수 있도록 한다.
2. 동작 중 골반의 처음 위치에서 다리의 위치가 일정하게 유지되도록 한다.
3. 다리를 양옆으로 벌릴 때 무릎이 바깥으로 회전하지 않도록 유의한다.

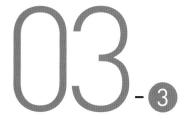

03.-③

FEET IN STRAP SERIES
Circle

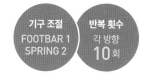

기구 조절
FOOTBAR 1
SPRING 2

반복 횟수
각 방향
10 회

● **운동 목표**: 고관절을 회전시키는 동안 골반과 척추의 안정을 유지한다.
● **목표 근육**: 고관절 신전근, 내전근, 외전근

● **시작 자세**: Supine / Imprint
하지: 두 발의 아치에 Strap을 걸고, 다리는 11자로 모아 사선 위쪽으로 뻗는다. 발목은 Plantar flexion으로 유지한다.
상지: 팔은 몸 옆에 내려놓고, 손바닥은 아래를 향한다.

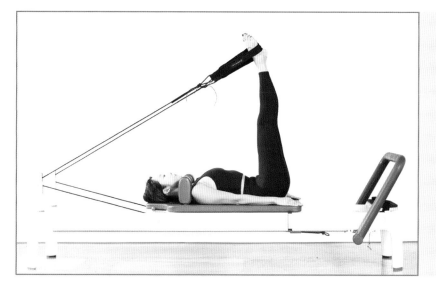

1

Inhale: 다리를 천장 방향으로 곧게 들어 올리며 골반의 위치를 Neutral로 바꾼다.

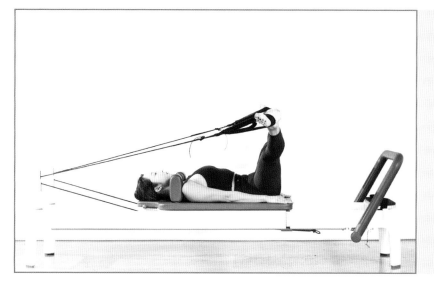

2

Inhale: 두 다리를 약 45도 정도 벌린다.

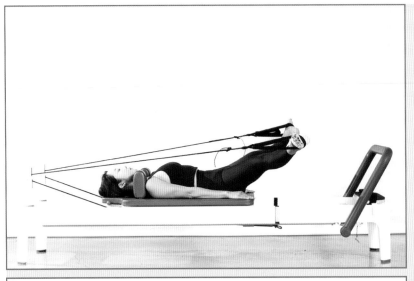

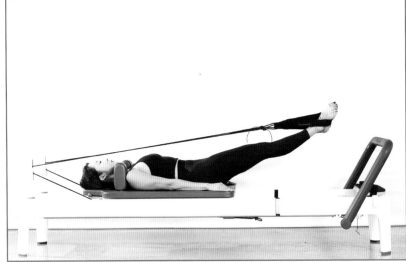

Exhale: 다리를 약 45도 양옆으로 벌려 아래 방향으로 원을 그린다. 두 다리가 만나면 골반의 위치를 Imprint로 변경한다.

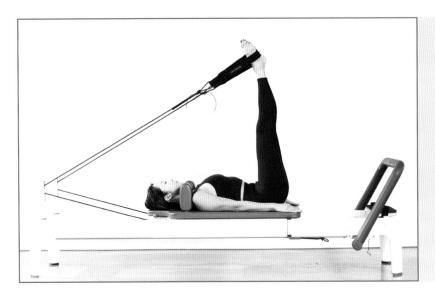

3

Inhale: 두 다리를 천장 방향으로 들어 올리며 골반의 위치를 Neutral로 바꾼다.

▶역방향으로 반복

작고 빠르게 원 그리기

골반을 안정시키기 더 어려워진다.

1. 고관절의 움직임을 골반이나 요추의 움직임과 분리하여 인지할 수 있도록 해야 한다.
2. 두 다리가 서로 동일한 간격으로 회전을 반복할 수 있도록 한다.
3. 다리를 양옆으로 벌릴 때 무릎이 바깥쪽으로 회전하지 않도록 유의한다.

03.-④

FEET IN STRAP SERIES
Frog

기구 조절
FOOTBAR 4
SPRING 2

반복 횟수
5회

● **운동 목표**: 고관절의 외회전 상태를 유지하며 무릎과 고관절의 굴곡과 신전을 반복하는 동안 몸통과 골반의 안정성을 유지한다.

● **목표 근육**: 고관절 외회전근, 고관절 신전근, 내전근, 대퇴사두근

● **시작 자세**: Supine / Neutral
하지: 다리를 모아 무릎이 바깥쪽을 향하도록 외회전하고 두 발의 아치에 Strap을 걸어 사선 위쪽으로 뻗는다. 발목은 Plantar flexion을 유지한다.
상지: 팔은 몸 옆에 내려놓고, 손바닥은 아래를 향한다.

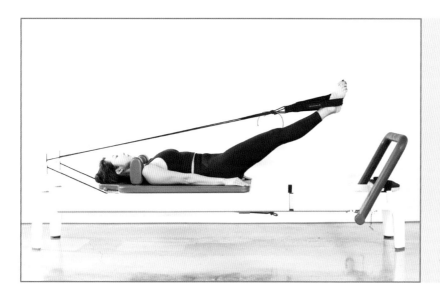

1

시작 자세를 유지한다.

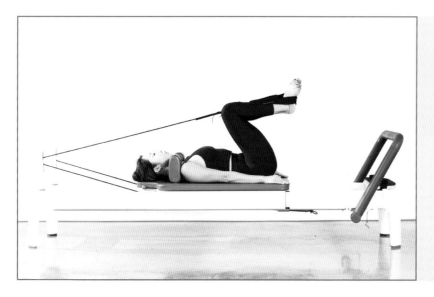

2

Inhale: 무릎을 넓게 벌려 접고, 고관절을 굴곡하여 허벅지를 몸통 가까이 가져온다.

56

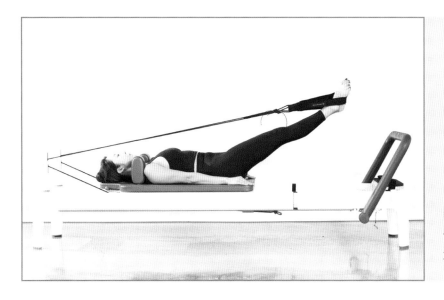

Exhale: 무릎과 고관절을 신전
하며 두 다리를 곧게 뻗어 시작
자세로 돌아간다.

● **주의 사항**

1. 동작 중 골반의 안정성을 유지한다.
2. 양쪽 다리가 같은 힘으로 운동을 진행할 수 있도록 한다.
3. 무릎이 과신전되지 않도록 주의한다.

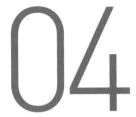

SHORT SPINE
MASSAGE

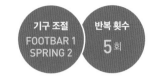

● **운동 목표**: 척추 분절을 위한 복부 근육 조절 능력, 동시에 무릎과 고관절이 굴곡과 신전을 반복하는 협응력을 향상시킨다.

● **목표 근육**: 복직근, 복사근, 대퇴사두근, 대둔근, 햄스트링, 내전근

● **시작 자세**: Supine / Imprint

하지: 발 아치에 Strap을 건 상태에서 두 다리를 모아 사선 위쪽 방향으로 길게 뻗고 무릎과 발끝이 바깥쪽을 보도록 고관절을 외회전한다. 발목은 Plantar flexion을 만든다.

상지: 팔은 몸 옆에 내려놓고, 손바닥은 아래를 향한다.

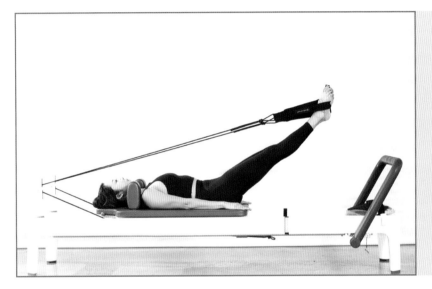

1

Inhale: 발끝을 11자 정렬로 바꿔 천장 방향으로 곧게 들어 올리며 골반 위치를 Neutral로 바꾼다.

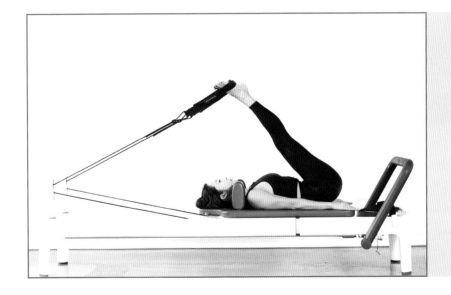

2

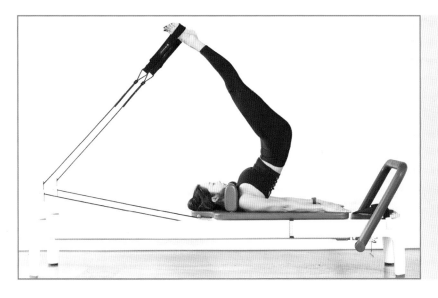

Exhale: 다리를 높게 세우며 골반부터 말아 올리듯 척추를 분절하며 윗등까지 바닥에서 띄워 올려 Carriage를 끝까지 들여온다.

3

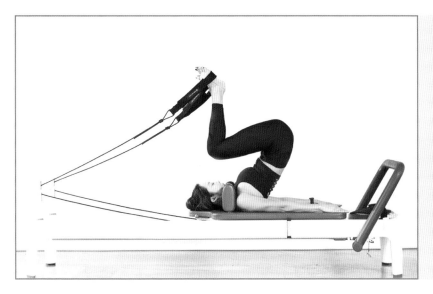

Inhale: 발목을 Dorsi flexion으로 바꿔 뒤꿈치를 붙인 상태에서 무릎을 어깨너비로 벌려 접어 마름모 형태를 만든다. 이때 Carriage가 움직이지 않도록 유의한다.

4

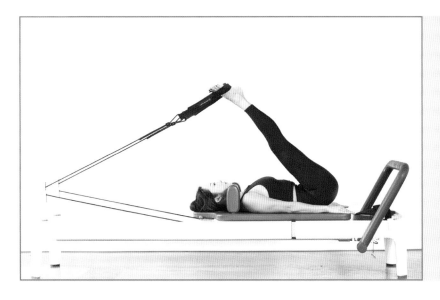

Exhale: 발뒤꿈치의 높이를 유지한 상태에서 Carriage가 움직이지 않도록 윗등부터 척추를 분절해 내려온다.
Inhale: 천골까지 Carriage에 닿으면 발뒤꿈치를 좌골 방향으로 끌어내려 척추와 골반을 Neutral로 만든다.

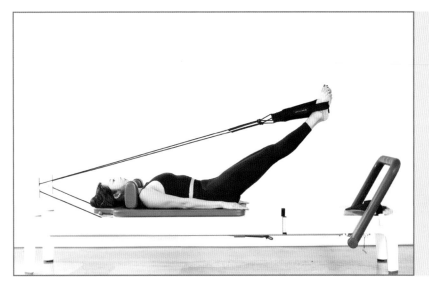

Exhale: 두 다리를 모아 사선 위쪽 방향으로 길게 뻗고, 골반은 Imprint, 발목은 Plantar flexion 으로 바꿔 시작 자세로 돌아간다.

● **변형 동작**

1. **골반을 Neutral 상태로 유지하며 동작**
   해당 동작을 쉽게 소화할 수 있게 되었다면 시작 자세부터 골반을 Neutral로 유지하며 운동한다.

2. **비골근 길게 사용하기**
   무릎을 접어 내릴 때 발바닥끼리 붙여 종아리 옆쪽이 늘어나도록 동작한다. 다리를 사선 위쪽으로 뻗을 때는 발목을 Plantar flexion 대신 Neutral로 진행한다.

● **주의 사항**

1. 척추를 분절하여 다리를 높게 세웠을 때 체중은 견갑에 실려 있어야 한다. 경추에 체중이 실리지 않도록 주의한다.
2. 다리를 천장 방향으로 들어 올릴 때 천골이 바닥에서 떨어지지 않도록 한다.
3. 척추 분절 시 어깨가 말리지 않도록 유의한다.
4. Roll down 시에는 발의 높이를 유지하고 무릎을 펴며 햄스트링을 길게 사용해야 한다.

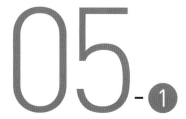

05.-①

SUPINE ARM WORK
Triceps

기구 조절
FOOTBAR 1
SPRING 1~2

반복 횟수
5회

● **운동 목표**: 어깨 관절의 가동성 및 협응력을 향상시키며 Spring의 장력에 저항하여 팔꿈치를 신전하는 상완삼두근을 강화한다. 상지에서 움직임이 일어나는 동안 몸통과 골반을 안정화하는 복부 근육을 활성화해야 한다.
● **목표 근육**: 상완삼두근

● **시작 자세**: Supine / Imprint
  하지: 두 무릎을 굽혀 Tabletop 자세를 잡는다.
  상지: 양손으로 Strap을 잡고 팔꿈치를 굽혀 몸통 옆에 둔다. 이때 손바닥은 몸쪽 방향을 바라보도록 한다.

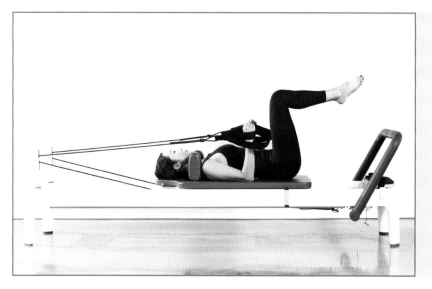

1

Inhale: 시작 자세를 유지 한다.

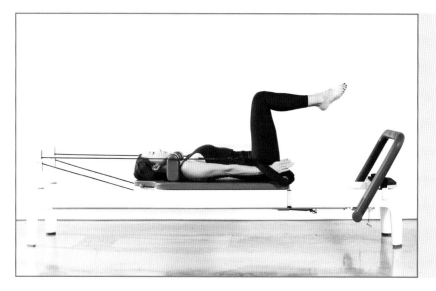

2

Exhale: 팔꿈치를 곧게 펴 Carriage 를 움직인다.

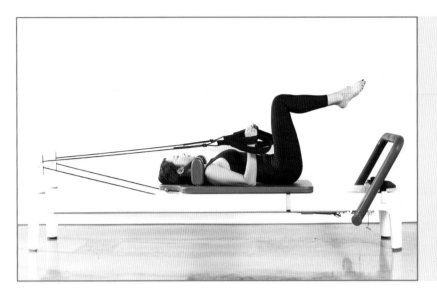

Inhale: 팔꿈치를 굽혀 시작 자
세로 돌아간다.

● 변형 동작

1. 손등이 천장을 바라보도록 돌려 동작하기
2. 손바닥이 천장을 바라보도록 돌려 동작하기
3. 상체 굴곡 추가하기
   Carriage가 Footbar에서 멀어질 때 상체를 굴곡해 올라오고,
   Carriage가 제자리로 돌아올 때 상체를 내린다.
4. 상체 굴곡 유지하기
   팔 동작을 반복하는 동안 상체를 굴곡하여 들어 올린 상태를
   유지한다.

● 주의 사항

1. 어깨가 말리거나 상승되지 않도록 견갑골의 안정성을 유지
   한다.
2. 골반의 Imprint 자세를 유지하여 흉곽이 들뜨지 않도록 주의
   한다.
3. 팔꿈치를 과신전하지 않도록 주의한다.
4. 손목이 꺾이지 않도록 길게 뻗어 동작한다.

05.②

SUPINE ARM WORK
Deltoid

기구 조절 FOOTBAR 1 SPRING 1~2

반복 횟수 5회

● **운동 목표**: Spring의 장력에 저항하며 어깨 관절을 굴곡, 신전 하는 동안 견갑골을 안정화한다. 상지에서 움직임이 일어나는 동안 몸통과 골반을 안정화하는 복부 근육을 활성화해야 한다.
● **목표 근육**: 광배근, 대원근, 후면 삼각근

● **시작 자세**: Supine / Imprint
하지: 두 무릎을 굽혀 Tabletop 자세를 잡는다.
상지: 양손으로 Strap을 잡고 양팔을 곧게 뻗어 손이 엉덩이 옆에 위치한다. 손바닥은 몸통 쪽을 향한다.

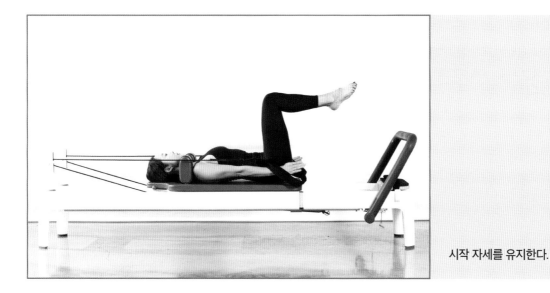

1

시작 자세를 유지한다.

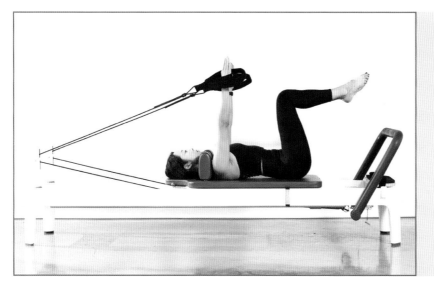

2

Inhale: 양팔을 천장으로 뻗어 올리며 carriage를 움직인다.

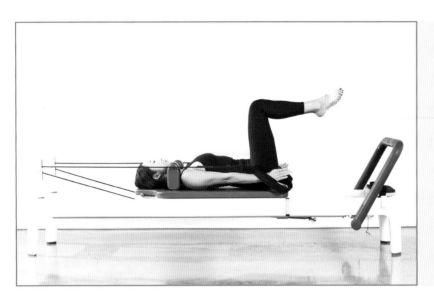

Exhale: 양팔을 끌어내려 몸통 옆으로 내린다.

● 변형 동작

1. 손등이 천장을 바라보도록 돌려 동작하기
2. 손바닥이 천장을 바라보도록 돌려 동작하기
3. 상체 굴곡 추가하기
   Carriage가 Footbar에서 멀어질 때 상체를 굴곡해 올라오고, Carriage가 제자리로 돌아올 때 상체를 내린다.
4. 상체 굴곡 유지하기
   팔 동작을 반복하는 동안 상체를 굴곡하여 들어 올린 상태를 유지한다.

● 주의 사항

1. 어깨가 말리거나 상승되지 않도록 견갑골의 안정성을 유지한다.
2. 골반의 Imprint 자세를 유지하여 흉곽이 들뜨지 않도록 주의한다.
3. 팔꿈치를 과신전하지 않도록 주의한다.
4. 손목이 꺾이지 않도록 길게 뻗어 동작한다.

05.③

SUPINE ARM WORK
Lat Pull

기구 조절
FOOTBAR 1
SPRING 1~2

반복 횟수
5회

● **운동 목표**: Spring의 장력에 저항하며 어깨 관절을 내전하는 광배근, 대원근, 대흉근을 활성화한다. 상지에서 움직임이 일어나는 동안 몸통과 골반을 안정화하는 복부 근육을 활성화해야 한다.
● **목표 근육**: 광배근, 대원근, 대흉근

● **시작 자세**: Supine / Imprint
　　하지: 두 무릎을 굽혀Tabletop 자세를 잡는다.
　　상지: 양손으로 Strap을 잡고 양팔을 곧게 뻗어 손이 엉덩이 옆에 위치한다. 손바닥은 몸통 쪽을 향한다.

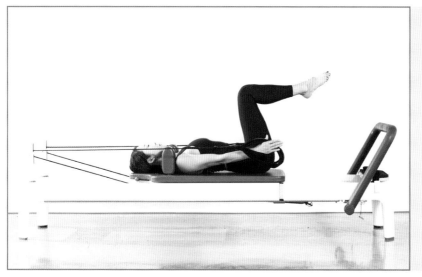

1

시작 자세를 유지한다.

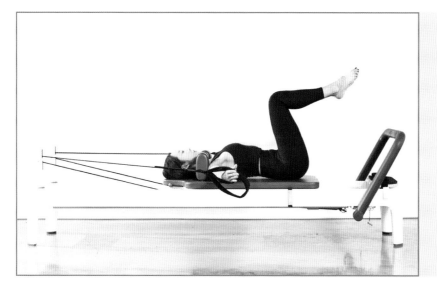

2

Inhale: 팔을 양옆으로 벌려 손목은 어깨와 평행하게 위치한다.

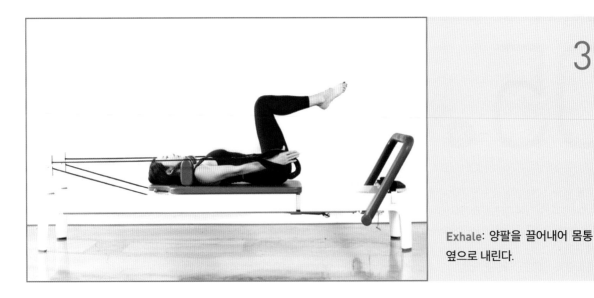

Exhale: 양팔을 끌어내어 몸통 옆으로 내린다.

● **변형 동작**

1. 손바닥이 바닥을 바라보도록 돌리고 동작하기
2. 손바닥이 천장을 바라보도록 돌려 동작하기
3. 상체 굴곡 추가하기
   Carriage가 Footbar에서 멀어질 때 상체를 굴곡해 올라오고, Carriage가 제자리로 돌아올 때 상체를 내린다.
4. 상체 굴곡하여 유지하기
   팔 동작을 반복하는 동안 상체를 굴곡하여 들어 올린 상태를 유지한다.

● **주의 사항**

1. 어깨가 말리거나 상승되지 않도록 견갑골의 안정성을 유지한다.
2. 골반의 Imprint 자세를 유지하여 흉곽이 들뜨지 않도록 주의한다.
3. 팔꿈치를 과신전하지 않도록 주의한다.
4. 손목이 꺾이지 않도록 길게 뻗어 동작한다.

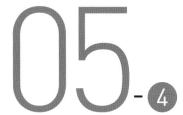

05.-④

SUPINE ARM WORK
Pectoralis

● **운동 목표**: 어깨 관절을 수평 내전하는 대흉근의 사용을 인지한다. 팔의 높이를 일정하게 유지하는 삼각근의 등척성 운동이 수반되며, 몸통과 골반을 안정화하는 복부 근육을 활성화해야 한다.

● **목표 근육**: 삼각근, 대흉근

● **시작 자세**: Supine / Imprint

하지: 두 무릎을 굽혀 Tabletop 자세를 잡는다.

상지: 양손으로 Strap을 잡고 양팔을 천장 방향으로 곧게 뻗어 올린다. 어깨와 손목이 직선을 이루고, 손바닥이 서로 마주 보도록 한다.

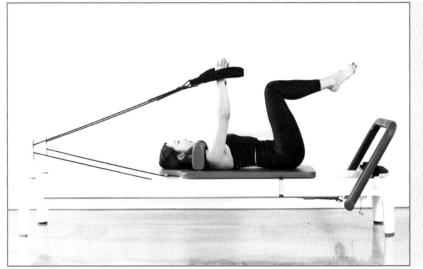

1

시작 자세를 유지한다.

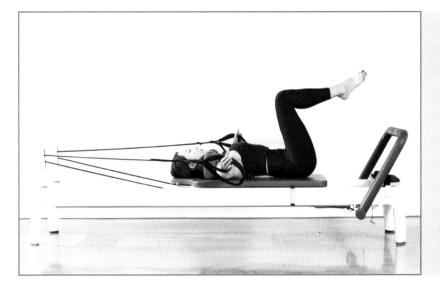

2

Inhale: 팔을 양옆으로 벌려 손목이 어깨와 평행한 위치까지 내린다.

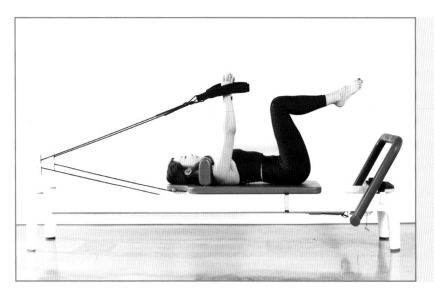

Exhale: 양팔을 다시 천장 방향
으로 모아 시작 자세로 돌아간다.

● 주의 사항

1. 어깨가 말리거나 상승되지 않도록 견갑골의 안정성을 유지한다.
2. 골반의 Imprint 자세를 유지하여 흉곽이 들뜨지 않도록 주의한다.
3. 팔꿈치를 과신전하지 않도록 주의한다.
4. 손목이 꺾이지 않도록 길게 뻗어 동작한다.

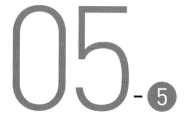

05. - ⑤

SUPINE ARM WORK
Arm Circle

기구 조절
FOOTBAR 1
SPRING 1~2

반복 횟수
각 방향 5회

● **운동 목표**: Spring의 장력에 저항하여 어깨 관절의 회전 운동을 진행하는 동안 몸통과 골반을 안정화한다.

● **목표 근육**: 광배근, 대원근, 후면 삼각근, 대흉근

● **시작 자세**: Supine / Imprint

하지: 두 무릎을 굽혀 Tabletop 자세를 잡는다.

상지: 양손으로 Strap을 잡고 양팔을 천장 방향으로 곧게 뻗어 올린다. 어깨와 손목이 직선을 이루고, 손바닥이 서로 마주 보도록 한다.

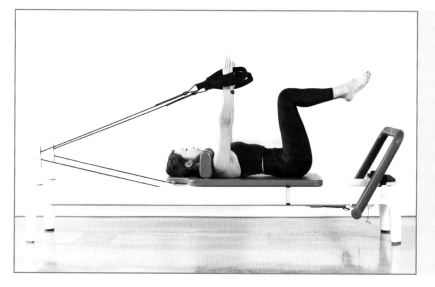

1

시작 자세를 유지한다.

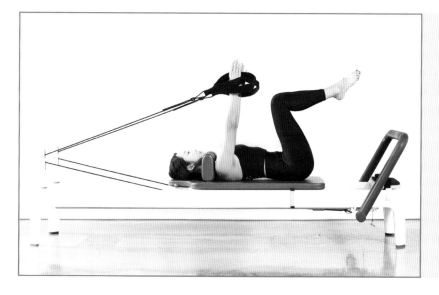

2

Inhale: 어깨와 손목이 수직하는 지점까지, 팔을 천장 방향으로 들어 올린다.

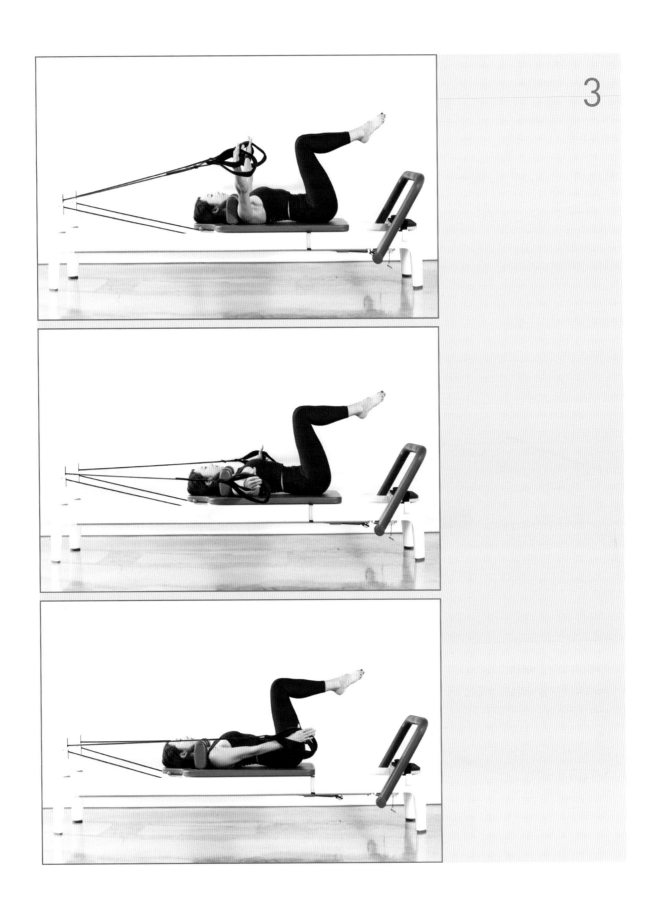

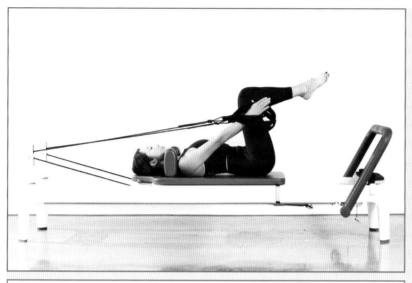

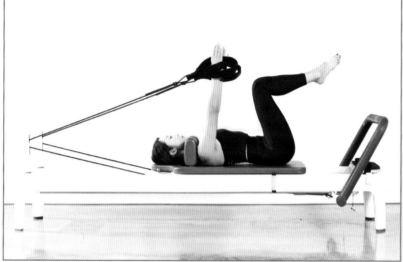

Exhale: 팔을 양옆으로 벌렸다가 손이 엉덩이 옆에 오도록 내전한 뒤 시작 자세로 돌아간다.

● 변형 동작

1. 손바닥이 바닥을 바라보도록 돌려 동작하기
2. 손바닥이 천장을 바라보도록 돌려 동작하기
3. 상체 굴곡 추가하기
   Carriage가 Footbar에서 멀어질 때 상체를 굴곡해 올라오고, Carriage가 제자리로 돌아올 때 상체를 내린다.
4. 상체 굴곡 유지하기
   팔 동작을 반복하는 동안 상체를 굴곡하여 들어 올린 상태를 유지한다.

● 주의 사항

1. 어깨가 말리거나 상승되지 않도록 견갑골의 안정성을 유지한다.
2. 골반의 Imprint 자세를 유지하여 흉곽이 들뜨지 않도록 주의한다.
3. 팔꿈치를 과신전하지 않도록 주의한다.
4. 손목이 꺾이지 않도록 길게 뻗어 동작한다.

06 HUNDRED

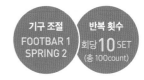

기구 조절
FOOTBAR 1
SPRING 2

반복 횟수
회당 **10** SET
(총 100count)

● **운동 목표**: 복부 근육의 지구력을 향상시키고, 어깨에서 움직임이 일어나는 동안 몸통의 안정성을 유지한다.

● **목표 근육**: 고관절 굴곡근, 내전근, 대퇴사두근, 복직근, 복사근, 광배근, 대흉근

● **시작 자세**: Supine / Imprint

하지: 두 다리 모아 Table top 자세를 잡는다.

상지: 양손으로 Strap을 잡은 상태에서 두 손은 천장을 향해 뻗는다.

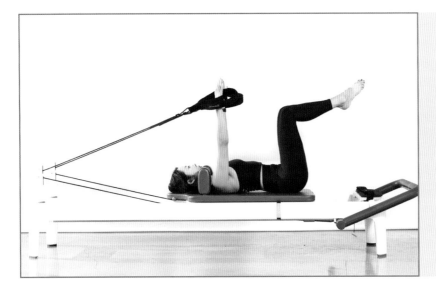

1

Inhale: 시작 자세를 유지하며 준비한다.

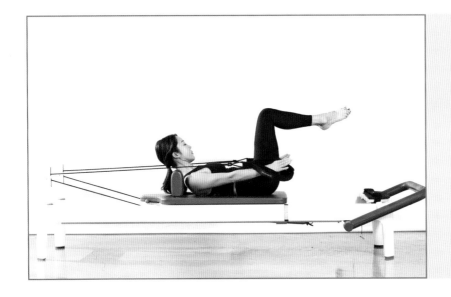

2

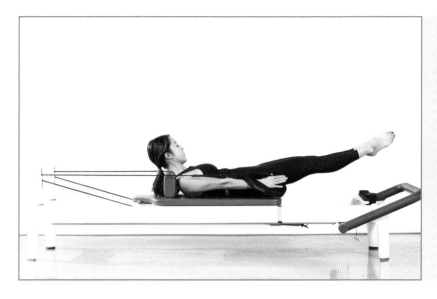

Exhale: 흉추까지 상체를 둥글게 말아 들어 올리며, 양팔을 Footbar 방향으로 길게 뻗어 어깨와 같은 높이로 맞춘다. 동시에 다리도 사선 위쪽 방향으로 길게 뻗는다.

Inhale: 작은 물장구를 치듯 팔을 상하로 5회 움직이다.

Exhale: 작은 물장구를 치듯 팔을 상하로 5회 움직이다.

▶10세트 반복(총 100카운트)

3

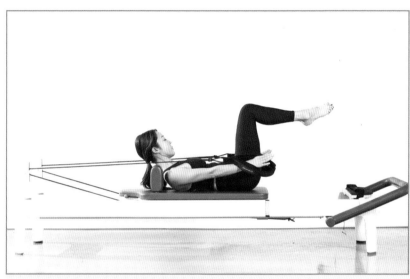

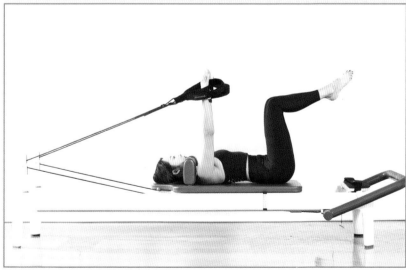

Inhale: 상체를 들어 올린 상태를 유지하며 무릎만 접어 Table top 자세를 만든다.

Exhale: 상체를 내려놓고 시작 자세로 돌아간다.

1. **골반을 Neutral 상태로 유지하며 동작**
   해당 동작을 쉽게 소화할 수 있게 되었다면 시작 자세부터 골반을 Neutral로 유지하며 운동한다.

2. **머리 내려놓고 진행하기**
   팔 동작을 먼저 익힐 수 있도록 연습한다.

3. **다리 Table top으로 유지**
   고관절 굴곡근이 타이트하거나 골반과 요추의 안정화가 어려운 경우 동작한다.

4. **두 다리를 천장 방향으로 뻗고 동작하기**
   복부가 견뎌야 하는 Lever가 짧아져 부담이 줄어든다.

5. **Strap 없이 운동하기**
   광배근에 실리는 하중이 줄어든다.

6. **발을 Footbar에 올리고 Strap 없이 동작하기**
   복부 근육이 약화되어 있는 경우, 다리의 무게를 지탱해야 하는 부담이 줄어든다.

7. **발목이나 무릎 사이에 공, 쿠션, 패드 끼우기**
   내전근 활성화에 용이하다.

8. **스타카토 호흡**
   팔 동작에 맞춰 호흡을 짧게 5회씩 끊어서 진행한다. 무의식적으로 호흡을 참거나 호흡 패턴 감각을 익히기 어려운 경우 사용한다.

9. **무릎 접었다 폈다 반복하기**
   Inhale에 무릎을 접어 Table top, Exhale에 다리를 사선 위쪽으로 뻗는다. 협응력 향상에 도움을 준다.

● 주의 사항

1. 상체를 들어 올리는 동안 목의 과긴장을 피하고 흉곽과 견갑이 안정화되어야 한다.
2. 팔 동작의 경우 팔꿈치가 아닌 어깨 관절에서 움직임이 이루어져야 한다.
3. 팔꿈치가 과신전되지 않도록 유의한다.

07.-①

STOMACH MASSAGE
Round Back

기구 조절
FOOTBAR 1~2
SPRING 2~3

반복 횟수
10회

● **운동 목표**: 척추의 굴곡 상태를 유지하는 복부 근육을 활성화하고, 하지의 관절들이 운동을 진행할 때 움직이는 Carriage 위에서 골반과 몸통을 안정화해야 한다.

● **목표 근육**: 복사근, 대퇴사두근, 고관절 신전근, 내전근, 비복근, 가자미근

● **시작 자세**: Supine / Imprint

좌골보다 약간 뒤에 체중을 지지하고 Carriage 가운데 앉는다. 척추를 C자로 굴곡하여 상체를 앞으로 숙여 준비한다.

하지: 두 다리를 외회전하여 발앞꿈치를 Footbar에 올리고 뒤꿈치끼리 맞붙여 V자 형태를 만든다. 무릎을 굽혔을 때 무릎의 가운데와 두 번째 발가락이 같은 선상에 위치하도록 정렬한다.

상지: 양팔을 몸통보다 약간 앞에서 아래로 뻗어 Carriage의 앞쪽 모서리에 손끝을 살짝 얹는다.

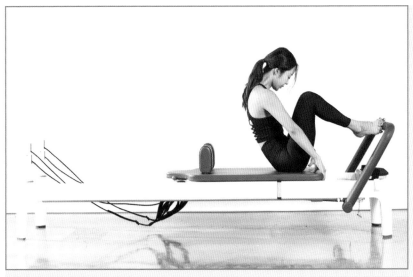

1

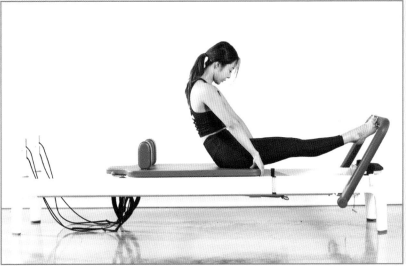

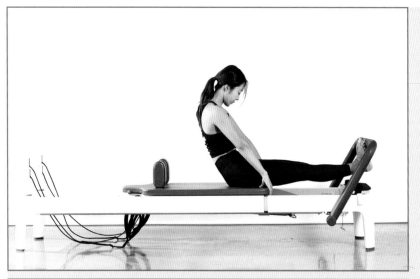

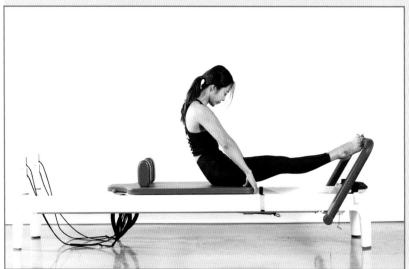

Inhale: 발목을 Plantar flexion
하고 무릎을 펴 Carriage를 밀고
나간다. 무릎을 편 상태에서 발
목을 Dorsi flexion했다가 다시
Plantar flexion으로 들어 올려
Lower&lift를 수행한다.

2

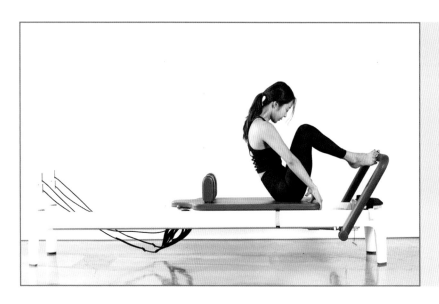

Exhale: 무릎을 굽혀 시작 자세
로 돌아간다.

1. **발목 Lower&lift 생략하기**
   무릎과 고관절의 신전, 굴곡만 진행한다.

2. **4호흡으로 진행하기**
   Inhale: 무릎을 펴 Carriage를 밀고 나간다.
   Exhale: 발목을 Dorsi flexion한다.
   Inhale: 발목을 Plantar flexion한다.
   Exhale: 무릎을 굽혀 시작 자세로 돌아간다.

1. 시작 자세의 척추 형태를 동작이 끝날 때까지 유지해야 한다.
2. 어깨와 골반이 같은 수직선상에 놓이도록 한다.
3. 동작을 진행하는 동안 고관절의 외회전 상태, 발뒤꿈치가 연결된 상태를 유지한다.
4. 견갑골을 안정화하고 어깨가 상승되지 않도록 유의한다.

07._②

STOMACH MASSAGE
Flat Back

기구 조절 FOOTBAR 1~2 SPRING 2~3	반복 횟수 10회

● **운동 목표**: 척추의 Neutral 상태를 유지하는 복부 근육과 척추기립근을 활성화하고, 하지의 관절들이 운동을 진행할 때 움직이는 Carriage 위에서 골반과 몸통을 안정화해야 한다.

● **목표 근육**: 복사근, 척추기립근, 대퇴사두근, 고관절 신전근, 내전근, 비복근, 가자미근

● **시작 자세**: Sitting / Imprint
좌골보다 약간 뒤에 체중을 지지하고 Carriage 가운데 앉는다. 요추는 약간 굴곡하되, 경추와 흉추는 곧게 펴고 준비한다.
하지: 두 다리를 외회전하여 발앞꿈치를 Footbar에 올리고 뒤꿈치끼리 맞붙여 V자 형태를 만든다. 무릎을 굽혔을 때 무릎의 가운데와 두 번째 발가락이 같은 선상에 위치하도록 정렬한다.
상지: 양팔을 몸통 뒤로 보내 팔꿈치를 펴고 양손을 Shoulder rest에 얹는다. Shoulder rest 옆에 손끝을 지지할 수 있다.

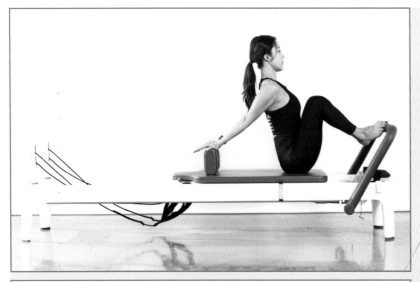

1

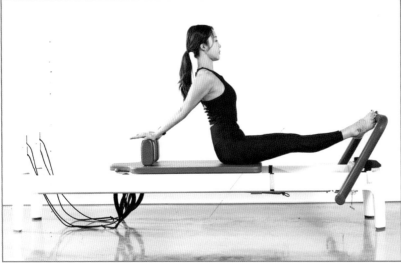

Inhale: 발목을 Plantar flexion 하고 무릎을 펴 Carriage를 밀고 나간다.

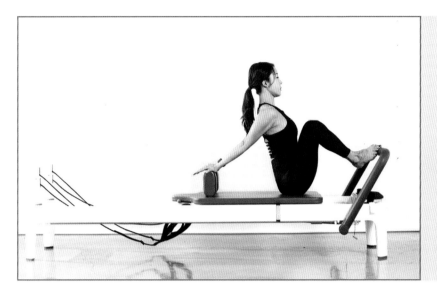

무릎을 굽혀 시작 자세로 돌아간다.

● 변형 동작

1. **발목을 Dorsi flexion / Plantar flexion으로 반복한다.**
2. **4호흡으로 진행하기**

   Inhale: 무릎을 펴 Carriage를 밀고 나간다.

   Exhale: 발목을 Dorsi flexion한다.

   Inhale: 발목을 Plantar flexion한다.

   Exhale: 무릎을 굽혀 시작 자세로 돌아간다.

● 주의 사항

1. 시작 자세의 척추 형태를 동작이 끝날 때까지 유지해야 한다.
2. 어깨와 골반이 같은 수직선상에 놓이도록 한다.
3. 동작을 진행하는 동안 고관절의 외회전 상태와 발뒤꿈치가 연결된 상태를 유지한다.
4. 견갑골을 안정화하고 어깨가 상승되지 않도록 유의한다.

07.-③

STOMACH MASSAGE
Reaching

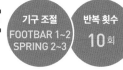

기구 조절
FOOTBAR 1~2
SPRING 2~3

반복 횟수
10회

● **운동 목표**: ②Flat back에서 난이도가 향상된 동작으로, 상지의 지지 없이 움직이는 Carriage 위에서 골반과 몸통을 안정화해야 한다. 팔을 머리 위로 뻗어 올린 자세를 취하므로 복부 근육의 연결이 어려워지고, 운동 Lever가 길어져 보다 향상된 안정성을 요한다.

● **목표 근육**: 복사근, 척추기립근, 대퇴사두근, 고관절 신전근, 내전근, 비복근, 가자미근

● **시작 자세**: Supine / Imprint

좌골보다 약간 뒤에 체중을 지지하고 Carriage 가운데 앉는다. 요추는 약간 굴곡하되, 경추와 흉추는 곧게 펴고 준비한다.

하지: 두 다리를 외회전하여 발앞꿈치를 Footbar에 올리고 뒤꿈치끼리 맞붙여 V자 형태를 만든다. 무릎을 굽혔을 때 무릎의 가운데와 두번째 발가락이 같은 선상에 위치하도록 정렬한다.

상지: 양팔을 귀 옆에서 천장 방향으로 뻗어 올리고 손바닥은 서로 마주보게 둔다.

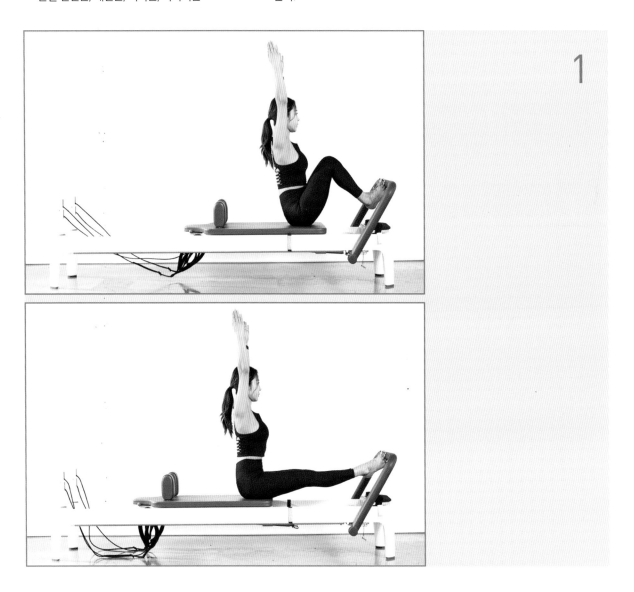

1

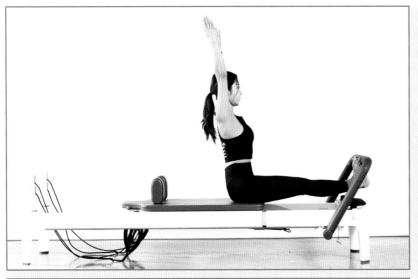

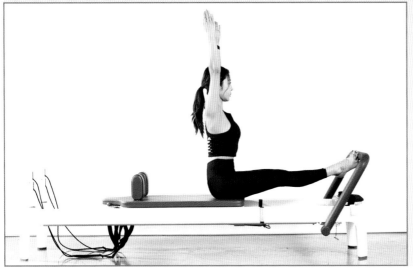

Inhale: 발목을 Plantar flexion
하고 무릎을 펴 Carriage를 밀고
나간다. 무릎을 편 상태에서 발
목을 Dorsi flexion했다가 다시
Plantar flexion으로 들어 올려
Lower&lift를 수행한다.

2

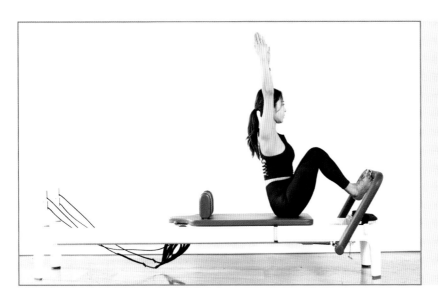

Exhale: 무릎을 굽혀 시작 자세
로 돌아간다.

1. **발목 Lower&lift 생략하기**

   무릎과 고관절의 신전, 굴곡만 진행한다.

2. **4호흡으로 진행하기**

   Inhale: 무릎을 펴 Carriage를 밀고 나간다.

   Exhale: 발목을 Dorsi flexion한다.

   Inhale: 발목을 Plantar flexion한다.

   Exhale: 무릎을 굽혀 시작 자세로 돌아간다.

1. 시작 자세의 척추 형태를 동작이 끝날 때까지 유지해야 한다.

2. 어깨와 골반이 같은 수직선상에 놓이도록 한다.

3. 동작을 진행하는 동안 고관절의 외회전 상태와 발뒤꿈치가 연결된 상태를 유지한다.

4. 견갑골을 안정화하고 어깨가 상승되지 않도록 유의한다.

07._④

STOMACH MASSAGE
Rotation With Arm

기구 조절
FOOTBAR 1~2
SPRING 2~3

반복 횟수
10회

- **운동 목표**: ②Flat back에서 척추의 회전을 더한 동작으로, 움직이는 Carriage 위에서 골반과 요추의 안정성을 기반으로 흉추와 경추를 회전한다. 다양한 운동면에서 복합적인 움직임이 일어나므로 신체 협응력을 향상시킬 수 있다.
- **목표 근육**: 복사근, 척추기립근, 복사근, 대퇴사두근, 고관절 신전근, 내전근, 비복근, 가자미근

- **시작 자세**: Sitting / Imprint
  좌골보다 약간 뒤에 체중을 지지하고 Carriage 가운데 앉는다. 요추는 약간 굴곡하되, 경추와 흉추는 곧게 펴고 준비한다.
  하지: 두 다리를 외회전하여 발앞꿈치를 Footbar에 올리고 뒤꿈치끼리 맞붙여 V자 형태를 만든다. 무릎을 굽혔을 때 무릎의 가운데와 두 번째 발가락이 같은 선상에 위치하도록 정렬한다.
  상지: 앙팔을 어깨높이에서 정면을 향해 길게 뻗는다.

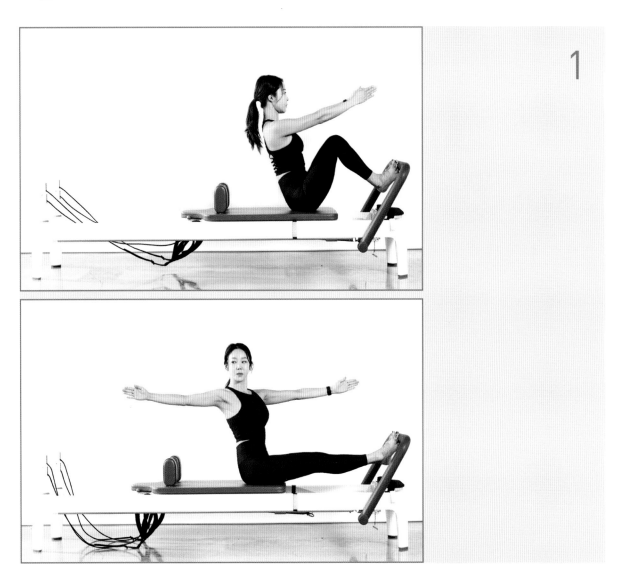

1

83

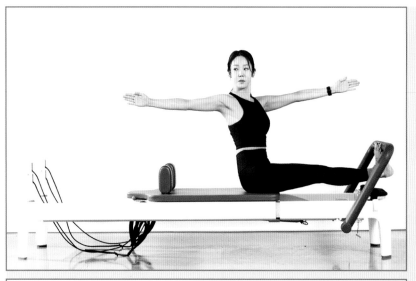

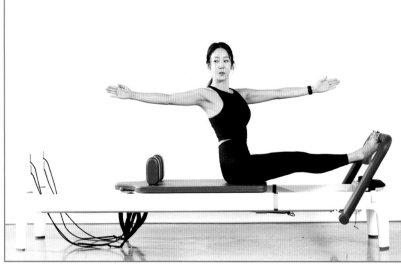

Inhale: 발목을 Plantar flexion 하고 무릎을 펴 Carriage를 밀고 나간다. 동시에 발목을 Dorsi flexion하고 상체를 한쪽으로 회전하며, 회전 방향의 팔도 함께 뒤로 열어 시선이 손끝을 따라간다. 반대쪽 팔은 정면을 향해 뻗은 상태를 유지한다. 무릎을 편 상태로 발목을 다시 Plantar flexion으로 들어 올려 Lower&lift를 수행한다.

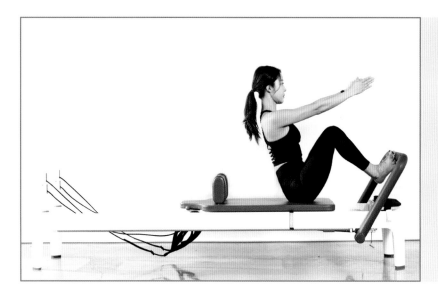

2

Exhale: 무릎을 굽히고 상체를 정면으로 돌려 시작 자세로 돌아간다.

● 변형 동작

1. **발목 Lower&lift 생략하기**
   무릎과 고관절의 신전, 굴곡만 진행한다.

2. **4호흡으로 진행하기**
   Inhale: 무릎을 펴 Carriage를 밀고 나간다.
   Exhale: 발목을 Dorsi flexion한다.
   Inhale: 발목을 Plantar flexion한다.
   Exhale: 무릎을 굽혀 시작 자세로 돌아간다.

3. **척추를 굴곡 상태로 시작하기**
   상체를 C자 형태로 숙여 준비했다가, 무릎을 펴고 상체를 회전할 때 흉추와 경추를 길게 세운다. 무릎을 굽혀 정면으로 돌아갈 때 다시 척추 굴곡 상태로 돌아간다. 보다 높은 수준의 협응력을 요한다.

● 주의 사항

1. 어깨와 골반이 같은 수직선상에 놓이도록 한다.
2. 동작을 진행하는 동안 고관절의 외회전 상태, 발뒤꿈치가 연결된 상태를 유지한다.
3. 견갑골을 안정화하고 어깨가 상승되지 않도록 유의한다.
4. 척추가 회전할 때, 골반이 따라가지 않도록 주의한다.

08-①

ARM WORK IN STRAP SITTING
Facing Strap / Triceps

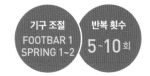
● **운동 목표**: 팔꿈치를 신전하는 상완삼두근의 힘으로 Spring의 하중을 당겨낸다. Carriage가 움직이는 동안 골반과 몸통을 안정된 상태로 유지해야 한다.

● **목표 근육**: 상완삼두근

● **시작 자세**: Sitting / Neutral

하지: 두 다리를 모아 Shoulder rest 사이로 길게 뻗고, 발목은 Plantar flexion한다.

＊척추를 Neutral로 유지하기 어려운 경우 두 다리를 교차하여 포개거나, 양반다리로 앉아 동작할 수 있다. 혹은 엉덩이 아래에 Extender를 깔고 앉는다.

상지: 척추를 Neutral로 유지하되, 고관절을 Hinge하여 상체를 약간 기울인 상태에서 팔꿈치를 굽혀 준비한다. 양손으로 Strap을 잡고 팔꿈치를 굽힌다.

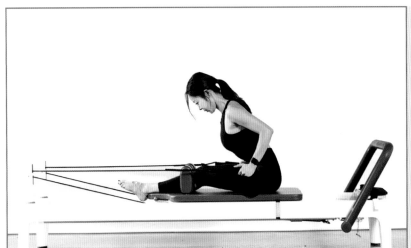

1

Inhale: 시작 자세를 유지한다.

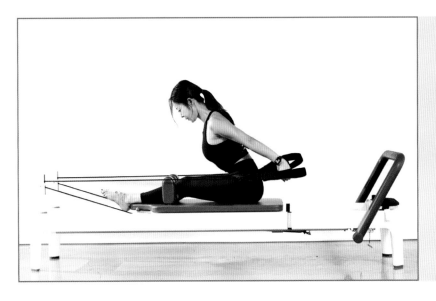

2

Exhale: 상완의 위치를 고정하고, 팔꿈치로 Strap을 당겨낸다.

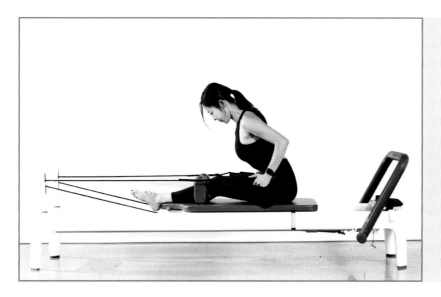

Inhale: 팔꿈치를 굽혀 시작 자
세로 돌아간다.

● 변형 동작

1. 손바닥이 천장을 바라보도록 돌리고 동작하기
2. 손바닥이 바닥을 바라보도록 돌리고 동작하기

● 주의 사항

1. 복부 근육의 연결을 통해 척추의 Neutral 상태를 유지하며
   흉곽이 앞으로 밀리거나 튀어나오지 않도록 주의한다.
2. 좌골 뒤로 체중이 밀리거나 등을 뒤로 기대지 않도록 주의한다.
3. 견갑골을 안정화하고 동작 중 어깨가 말리지 않도록 주의한다.
4. 팔꿈치를 과신전거나 손목이 꺾이지 않도록 한다.

08.

-②

ARM WORK IN STRAP SITTING
Facing Strap / Arm Twist

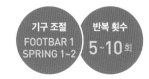

기구 조절
FOOTBAR 1
SPRING 1~2

반복 횟수
5~10회

● **운동 목표**: 팔꿈치를 굴곡하며 어깨 관절을 신전하여 상완이두근과 상완삼두근을 함께 사용한다. 여기에 척추의 회전 움직임을 더해 신체 협응력을 향상시킨다.

● **목표 근육**: 복사근, 상완이두근, 상완삼두근

● **시작 자세**: Sitting / Neutral

하지: 두 다리를 모아 Shoulder rest 사이로 길게 뻗고, 발목은 Plantar flexion한다.
＊척추를 Neutral로 유지하기 어려운 경우 두 다리를 교차하여 포개거나, 양반다리로 앉아 동작할 수 있다. 혹은 엉덩이 아래에 Extender를 깔고 앉는다.
상지: 양팔을 어깨높이에서 앞으로 길게 뻗는다. 양손으로 Strap을 잡고 손바닥이 서로 마주보도록 둔다.

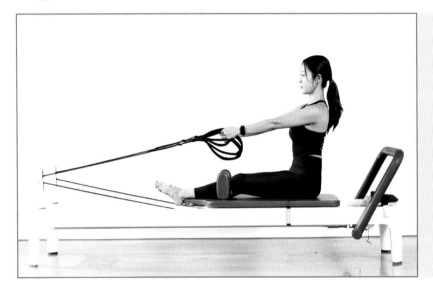

1

Inhale: 시작 자세를 유지하며 준비한다.

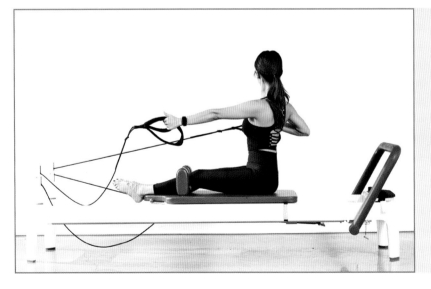

2

Exhale: 한쪽 팔꿈치를 굽혀 몸통 뒤로 당기며 동일한 방향으로 척추를 회전한다. 반대쪽 팔은 앞으로 길게 뻗은 상태를 유지한다.

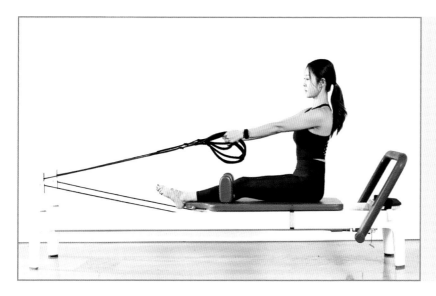

Inhale: 구부렸던 팔을 앞으로 길게 펴며 상체도 정면으로 회전한다.

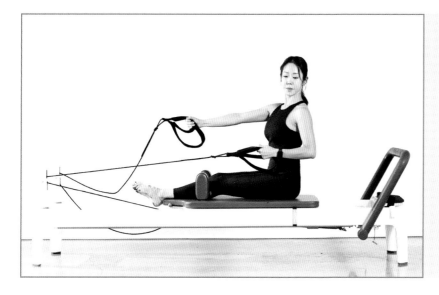

Exhale: 반대쪽 팔꿈치를 굽혀 몸통 뒤로 당기며 척추도 함께 회전한다.

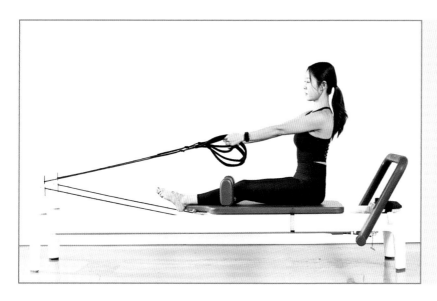

Inhale: 굽혔던 팔을 앞으로 펴고 상체도 정면으로 회전해 시작 자세로 돌아간다.

▶양팔을 번갈아가며 반복

1. 좌골 뒤로 체중이 밀리거나 등을 뒤로 기대지 않도록 주의한다.
2. 견갑골을 안정화하고 동작 중 어깨가 말리지 않도록 주의한다.
3. 손목이 꺾이지 않도록 주의한다.
4. 척추를 회전할 때, 골반이 따라가지 않도록 주의한다.

1. 좌골 뒤로 체중이 밀리거나 등을 뒤로 기대지 않도록 주의한다.
2. 견갑골을 안정화하고 동작 중 어깨가 말리지 않도록 주의한다.

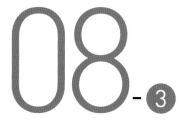

ARM WORK IN STRAP SITTING
Facing Strap / Row

08-③

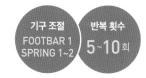

기구 조절
FOOTBAR 1
SPRING 1~2

반복 횟수
5~10회

● **운동 목표**: 팔꿈치를 굴곡하며 어깨 관절을 신전하여 상완이두근과 상완삼두근을 함께 사용한다. 몸통 뒤쪽으로 향하는 운동 방향에 저항하여 몸통과 골반을 Neutral로 유지한다.
● **목표 근육**: 척추기립근, 상완이두근, 상완삼두근

● **시작 자세**: Sitting / Neutral
하지: 두 다리를 모아 Shoulder rest 사이로 길게 뻗고, 발목은 Plantar flexion한다.
＊척추를 Neutral로 유지하기 어려운 경우 두 다리를 교차하여 포개거나, 양반다리로 앉아 동작할 수 있다. 혹은 엉덩이 아래에 Extender를 깔고 앉는다.
상지: 양팔은 어깨보다 약간 낮은 위치에서 앞으로 길게 뻗는다. 양손으로 Strap을 잡고 손바닥은 서로 마주보게 한다.

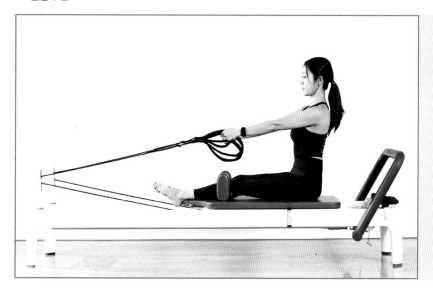

1

Inhale: 시작 자세를 유지하며 준비한다.

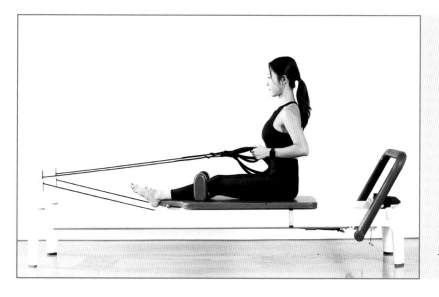

2

Exhale: 양팔의 팔꿈치를 굽혀 몸통보다 약간 뒤로 당겨낸다.

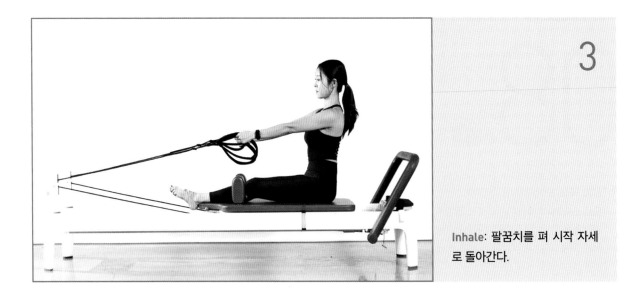

Inhale: 팔꿈치를 펴 시작 자세
로 돌아간다.

● **주의 사항**

1. 좌골 뒤로 체중이 밀리거나 등을 뒤로 기대지 않도록 주의한다.
2. 견갑골을 안정화하고 동작 중 어깨가 말리지 않도록 주의한다.
3. 손목이 꺾이지 않도록 주의한다.

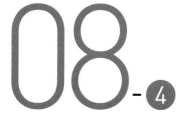

08.④ ARM WORK IN STRAP SITTING

Facing Strap / External Rotation

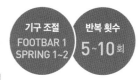
● **운동 목표**: 어깨 관절을 외회전하는 힘으로 Spring의 하중을 당겨내는 동안 견갑골을 안정화한다.

● **목표 근육**: 견갑골 안정화 근육, 극하근, 소원근

● **시작 자세**: Sitting / Neutral

하지: 두 다리를 모아 Shoulder rest 사이로 길게 뻗고, 발목은 Plantar flexion한다. * 척추를 Neutral로 유지하기 어려운 경우 두 다리를 교차하여 포개거나, 양반다리로 앉아 동작할 수 있다. 혹은 엉덩이 아래에 Extender를 깔고 앉는다.

상지: 팔꿈치를 90도로 굽혀 상완을 몸통 옆에 둔다. 양손으로 Strap을 잡고 손바닥이 천장을 바라보도록 한다.

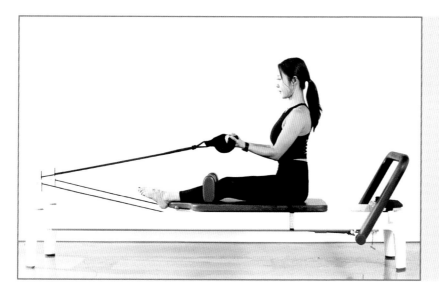

1

Inhale: 시작 자세를 유지하며 준비한다.

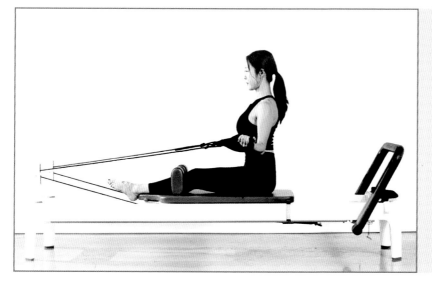

2

Exhale: 어깨 관절을 외회전하여 전완이 서로 멀어진다.

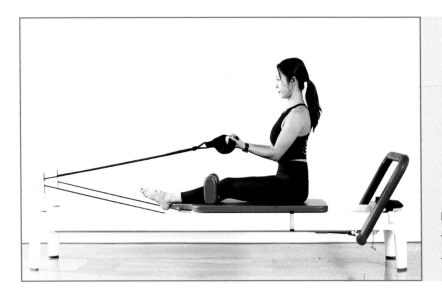

3

Inhale: 전완이 다시 11자 정렬을 이루도록 어깨 관절을 돌려 시작 자세로 돌아간다.

● **주의 사항**

1. 좌골 뒤로 체중이 밀리거나 등을 뒤로 기대지 않도록 주의한다.
2. 견갑골을 안정화하고 동작 중 어깨가 말리거나 흉곽을 내밀지 않도록 주의한다.
3. 손목이 꺾이지 않도록 주의한다.

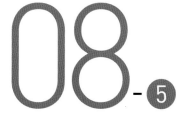

08.-⑤

ARM WORK IN STRAP SITTING
Facing Footbar / Serve A Tray

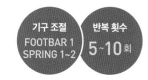

기구 조절
FOOTBAR 1
SPRING 1~2

반복 횟수
5~10회

● **운동 목표**: 상지의 관절을 다양한 운동 면에서 복합적으로 사용하여 협응력을 향상시키고, 동시에 움직이는 Carriage 위에서 골반과 몸통의 Neutral 상태를 유지할 수 있다.

● **목표 근육**: 상완삼두근, 전면 삼각근, 대흉근

● **시작 자세**: Sitting / Neutral
등을 Shoulder rest 가까이에 두고 Footbar를 바라보고 앉아 준비한다.
하지: 두 다리를 모아 정면으로 곧게 뻗거나, 양반다리로 앉는다.
상지: 양손으로 Strap을 잡고 팔꿈치를 굽혀 몸통 옆에 위치시킨다. 손바닥은 천장을 향하도록 한다.

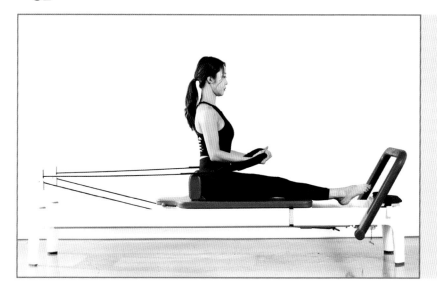

1

Inhale: 시작 자세를 유지하며 준비한다.

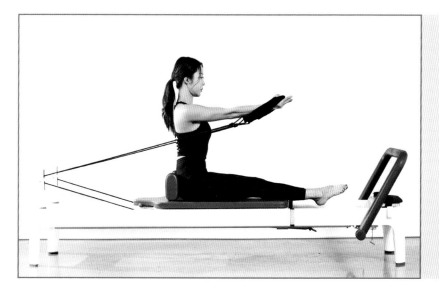

2

Exhale: 팔꿈치를 펴 양팔을 어깨높이에서 정면으로 길게 뻗는다.

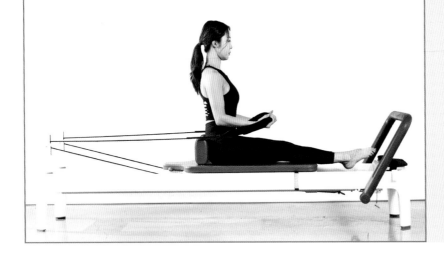

Inhale: 팔꿈치를 굽혀 시작 자세로 돌아간다.

● **변형 동작**

1. **전완회내 동작 추가하기**
   손바닥이 천장을 바라본 상태로 시작하여, 팔을 앞으로 뻗을 때 손바닥이 바닥을 보도록 뒤집는다. 동작 마무리에 팔꿈치를 굽혀 들어올 때 다시 손바닥이 천장을 바라보도록 한다.

2. **전완회외 동작 추가하기**
   손바닥이 바닥을 바라보도록 Strap을 잡고 시작하여, 팔을 앞으로 뻗을 때 손바닥이 천장을 향하도록 뒤집는다. 동작 마무리에 팔꿈치를 굽혀 들어올 때 다시 손바닥이 바닥을 바라보도록 한다.

3. **어깨 수평 외전 생략하기**
   팔꿈치를 펴 양팔을 정면으로 뻗었다가, 팔꿈치를 굽혀 돌아오는 동작만 반복한다.

4. **엉덩이 밑에 쿠션, Platform extender 등 받치기**
   앉은 자세에서 골반과 척추를 Neutral로 유지하기 어려운 경우 적용한다.

● **주의 사항**

1. 좌골 뒤로 체중이 밀리거나 등을 뒤로 기대지 않도록 주의한다.

2. 견갑골을 안정화하고 동작 중 어깨가 말리거나 흉곽을 내밀지 않도록 주의한다.

3. 손목이 꺾이지 않도록 주의한다.

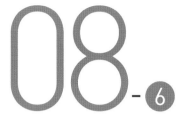

ARM WORK IN STRAP SITTING

Facing Footbar / Hug A Tree

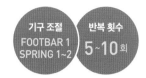

- **운동 목표**: 어깨의 수평 내전을 만드는 대흉근, 전면 삼각근의 사용을 인지한다. 동시에 움직이는 Carriage 위에서 골반과 몸통의 Neutral 상태를 유지해야 한다.
- **목표 근육**: 삼각근, 전면 삼각근, 대흉근

- **시작 자세**: Sitting / Neutral
  등을 Shoulder rest 가까이에 두고 Footbar를 바라보고 앉아 준비한다.
  하지: 두 다리를 모아 정면으로 곧게 뻗거나, 양반다리로 앉는다.
  상지: 어깨보다 약간 낮은 위치에서 양팔을 옆으로 넓게 벌린다. 단, 팔꿈치나 손목이 어깨보다 뒤에 놓이지 않도록 팔꿈치를 부드럽게 굽혀 준비한다. 양손으로 Strap을 잡고 손바닥은 정면을 바라본다.

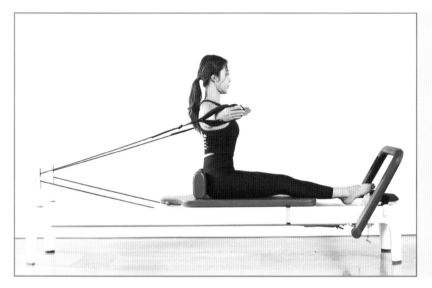

1

Inhale: 시작 자세를 유지한다.

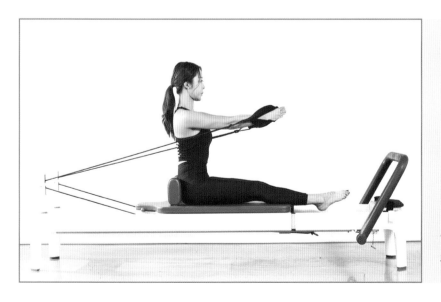

2

Exhale: 커다란 나무를 껴안듯, 양팔을 몸통 앞으로 둥글게 당겨와 큰 원을 만든다.

97

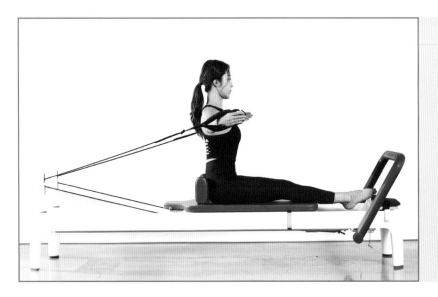

Inhale: 양팔을 옆으로 벌려 시작 자세로 돌아간다.

● 변형 동작

1. 손바닥이 천장을 바라보도록 돌리고 동작하기
2. 손바닥이 바닥을 바라보도록 돌리고 동작하기

● 주의 사항

1. 좌골 뒤로 체중이 밀리거나 등을 뒤로 기대지 않도록 주의한다.
2. 견갑골을 안정화하고 동작 중 어깨가 말리거나 흉곽을 내밀지 않도록 주의한다.
3. 손목이 꺾이지 않도록 주의한다.

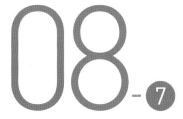**.**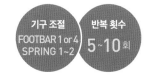

ARM WORK IN STRAP SITTING

Facing Footbar / Salute

기구 조절
FOOTBAR 1 or 4
SPRING 1~2

반복 횟수
5~10 회

● **운동 목표**: 양팔을 들어 올려 몸통과 어깨의 안정성이 떨어지는 자세에서 팔꿈치를 신전하며 상완삼두근을 강화한다. 골반, 척추, 견갑골을 안정화하는 데 집중해야 한다.

● **목표 근육**: 삼각근, 상완삼두근

● **시작 자세**: Sitting / Neutral

등을 Shoulder rest 가까이에 두고 Footbar를 바라보고 앉아 준비한다. 상체를 Hinge하여 약간 앞으로 기울일 수 있다.

하지: 두 다리를 모아 정면으로 곧게 뻗거나, 양반다리로 앉는다.

상지: 양손으로 Strap을 잡고, 엄지손가락과 검지손가락을 맞붙여 삼각형을 만든 후 엄지손가락을 이마 앞에 가볍게 얹는다.

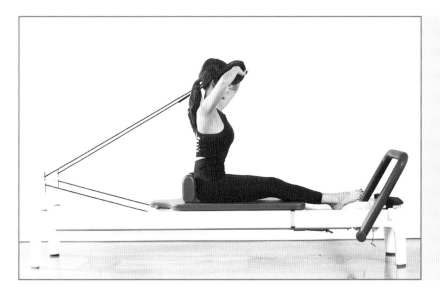

1

Inhale: 시작 자세를 유지한다

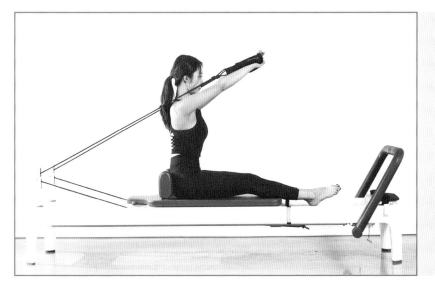

2

Exhale: 양팔을 사선 위쪽 방향을 향해 길게 뻗는다.

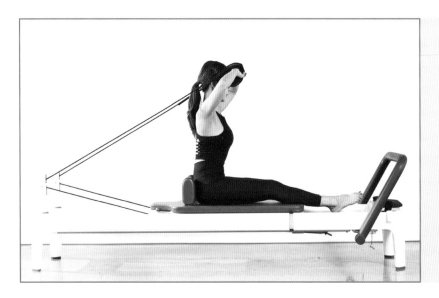

Inhale: 팔꿈치를 굽혀 시작 자세로 돌아간다.

● **변형 동작**

1. **엄지손가락 뒤통수에 대고 시작하기**
   어깨의 유연성이 충분한 경우 적용한다.

2. **손목과 팔꿈치 수직 상태로 동작하기**
   양손을 떨어뜨리고 손바닥과 팔꿈치가 정면을 보도록하여 시작 자세를 잡는다. 상완삼두근의 사용을 강조할 수 있다.

● **주의 사항**

1. 좌골 뒤로 체중이 밀리거나 등을 뒤로 기대지 않도록 주의한다.
2. 견갑골을 안정화하고 동작 중 어깨가 상승되거나 흉곽을 내밀지 않도록 주의한다.
3. 복부 근육의 연결을 통해 척추와 골반의 Netural을 유지한다.
4. 손목이 꺾이지 않도록 주의한다.

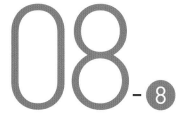

ARM WORK IN
STRAP SITTING
Facing Footbar / Twist Front

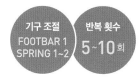

- **운동 목표**: 상체를 측면으로 회전할 때, 회전 반대 방향의 외측 팔로 Spring의 하중을 당겨내 운동 방향에 따른 신체 협응력을 향상시킨다. 견갑골의 안정화와 더불어 상지 근육을 복합적으로 사용할 수 있다.
- **목표 근육**: 견갑골 안정화 근육, 복사근, 전면 삼각근, 상완이두근, 상완삼두근

- **시작 자세**: Sitting / Neutral
  등을 Shoulder rest 가까이에 두고 Footbar를 바라보고 앉아 준비한다.
- **하지**: 두 다리를 모아 Footbar 방향으로 길게 뻗고 앉는다.
- **상지**: 양팔을 어깨보다 약간 낮은 위치에서 앞으로 뻗고 팔꿈치를 부드럽게 굽힌다. 양손으로 Strap을 잡고 손바닥이 천장을 바라보도록 한다.

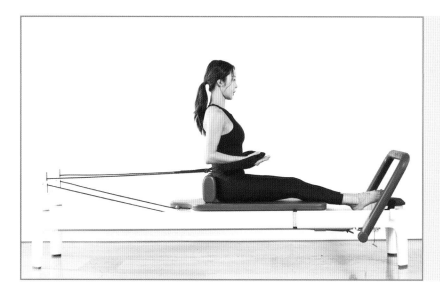

1

Inhale: 시작 자세를 유지한다.

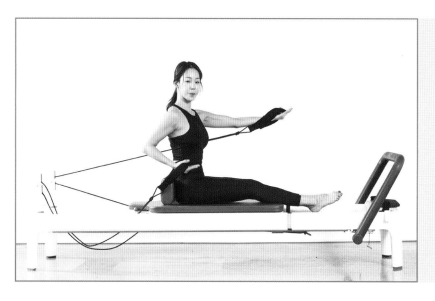

2

Exhale: 한쪽 방향으로 척추를 회전하며, 같은 쪽 팔꿈치는 구부려 몸통보다 약간 뒤쪽으로 보내고, 반대쪽 팔은 정면을 향해 곧게 뻗어낸다.

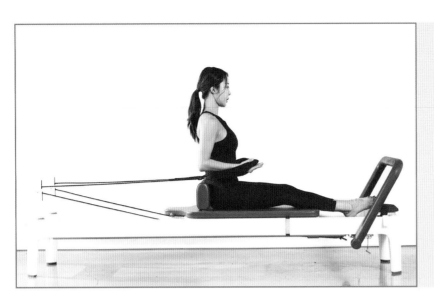

Inhale: 상체를 정면으로 회전하여 팔꿈치를 접어 시작 자세로 돌아간다.

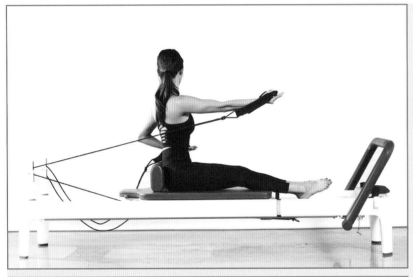

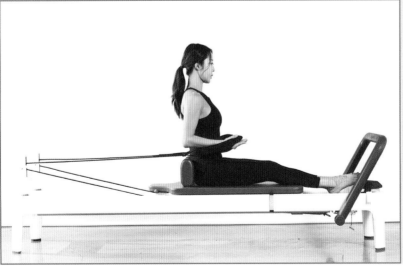

Exhale: 구부렸던 팔을 정면으로 곧게 뻗어내며 반대쪽 팔꿈치는 구부려 몸통보다 약간 뒤쪽으로 보낸다.
Inhale: 상체를 정면으로 회전하여 팔꿈치를 접어 시작 자세로 돌아간다.

1. 좌골 뒤로 체중이 밀리거나 등을 뒤로 기대지 않도록 주의한다.
2. 동작 중 몸이 앞으로 기울거나 척추가 굴곡되지 않도록 주의한다.
3. 견갑골을 안정화하고 동작 중 어깨가 말리지 않도록 주의한다.
4. 손목이 꺾이지 않도록 주의한다.
5. 척추를 회전할 때 골반이 따라가지 않도록 주의한다.

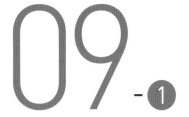

ROLL DOWN
Arm Straight

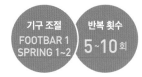

기구 조절
FOOTBAR 1
SPRING 1~2

반복 횟수
5~10 회

● **운동 목표**: Spring의 저항에 대응하여 척추의 분절 및 굴곡을 만드는 복부 근육의 사용을 인지한다.

● **목표 근육**: 복횡근, 골반기저근, 척추기립근, 견갑골 안정화 근육, 복직근, 복사근, 고관절 굴곡근

● **시작 자세**: Sitting / Neutral
엉덩이 뒤에 한 뼘 정도의 공간을 두고 Footbar를 등지고 앉는다.
하지: 두 다리를 모아 무릎을 굽혀 세우고, 발을 Head rest에 올려놓는다.
상지: 양팔을 어깨높이에서 앞으로 곧게 뻗고, 양손으로 Strap을 잡아 손바닥이 서로 마주보게 둔다.

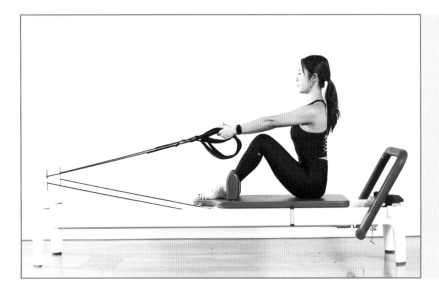

1

Inhale: 시작 자세를 유지한다.

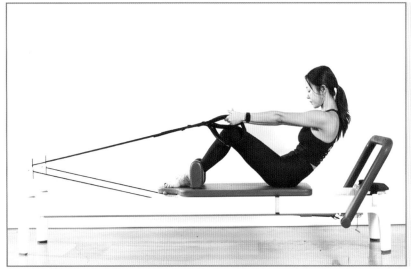

2

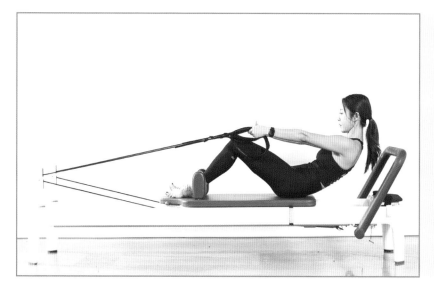

3

Exhale: 골반의 후방 경사를 만들며, 천천히 요추부터 굴곡하여 Roll down한다. 양팔은 곧게 뻗은 상태를 유지하며, 천골이 Carriage에 닿는다.

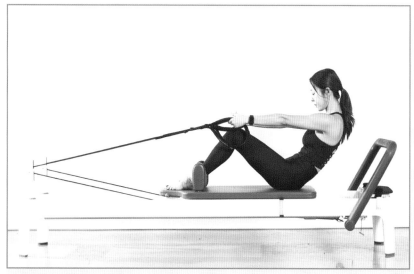

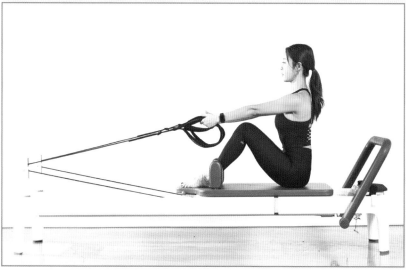

Inhale: 척추의 굴곡 상태를 유지하며 꼬리뼈에서 머리까지 척추를 길게 세워 시작 자세로 돌아간다.

1. 견갑골을 안정화하고 동작 중 어깨가 말리지 않도록 주의한다.
2. 동작 중 복부의 가운데가 볼록해지지 않도록 복횡근을 활성화하여 편평하게 유지한다.
3. 등을 뒤로 기대지 않고, 골반의 후방 경사에서 출발하여 척추를 한 마디씩 분절, 굴곡해야 한다.

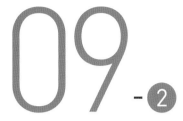

ROLL DOWN
Oblique

09-②

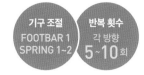

기구 조절	반복 횟수
FOOTBAR 1 SPRING 1~2	각 방향 5~10회

● **운동 목표**: 척추의 회전 운동에 분절 및 굴곡 움직임을 더하여 척추의 가동성을 향상시키며, 몸통 근육을 복합적으로 사용할 수 있다.

● **목표 근육**: 복횡근, 골반기저근, 척추기립근, 견갑골 안정화 근육, 복직근, 복사근, 다열근

● **시작 자세**: Sitting / Neutral
엉덩이 뒤에 한 뼘 정도의 공간을 두고 Footbar를 등지고 앉는다.
하지: 두 다리를 모아 무릎을 굽혀 세우고, 발을 Head rest에 올려놓는다.
상지: 양팔을 어깨높이에서 앞으로 곧게 뻗고, Strap을 잡은 두 손을 맞붙인다.

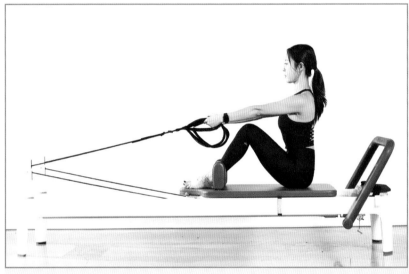

1

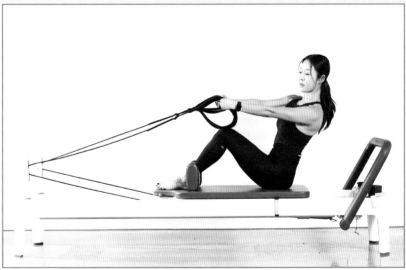

Inhale: Spring의 저항에 반하여 상체를 측면으로 회전한다. 이때 두 손이 몸통의 중심선에서 벗어나지 않는다.

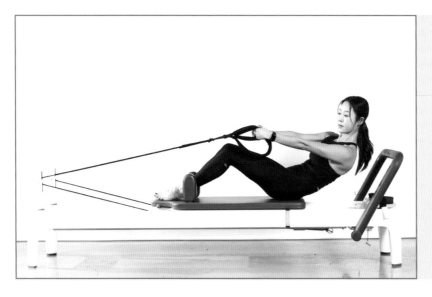

Exhale: 골반의 후방 경사를 만들며, 천천히 요추부터 굴곡하여 Roll down한다. 양팔은 곧게 뻗은 상태를 유지하며, 천골이 Carriage에 닿는다.

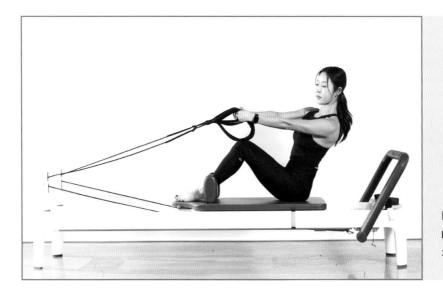

Inhale: 골반을 Neutral로 만들며 꼬리뼈에서 머리까지 척추를 길게 세워 앉는다.

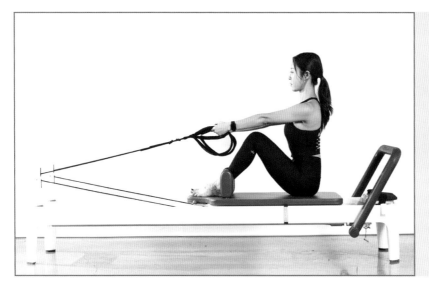

Exhale: 상체를 정면으로 돌려 시작 자세로 돌아간다.

1. 견갑골을 안정화하고 동작 중 어깨가 말리거나 상승되지 않도록 주의한다.
2. 동작 중 복부의 가운데가 볼록해지지 않도록 복횡근을 활성화하여 편평하게 유지한다.
3. Roll down 시 등을 뒤로 기대지 않고, 골반의 후방 경사에서 출발하여 척추를 한 마디씩 분절, 굴곡해야 한다.
4. 척추가 회전할 때 골반이 함께 움직이거나, 한쪽 좌골이 Carriage에서 떨어지지 않도록 주의한다.

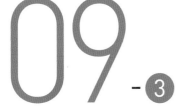

ROLL DOWN
Biceps

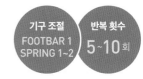
09-③

● **운동 목표**: 척추의 굴곡 상태를 유지하는 복부 근육의 등척성 운동을 진행하며, 견갑골의 안정성을 기반으로 상완을 고정한 상태에서 팔꿈치를 굴곡하여 상완이두근을 강화한다.

● **목표 근육**: 복횡근, 골반기저근, 척추기립근, 견갑골 안정화 근육, 복직근, 복사근, 상완이두근

● **시작 자세**: Sitting / Neutral
엉덩이 뒤에 한 뼘 정도의 공간을 두고 Footbar를 등지고 앉는다.
하지: 두 다리를 모아 무릎을 굽혀 세우고, 발을 Head rest에 올려놓는다.
상지: 양팔을 어깨높이에서 앞으로 곧게 뻗고, 양손으로 strap을 잡아 손바닥이 마주 보도록 한다.

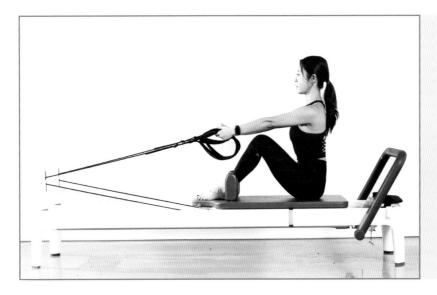

1

Inhale: 시작 자세를 유지한다.

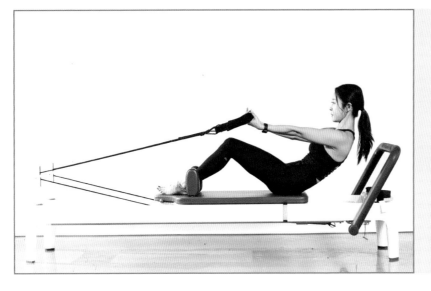

2

Exhale: 골반의 후방 경사를 만들며 천천히 요추를 굴곡하여 Roll down한다.
Inhale: 흉곽으로 호흡하며 자세를 유지한다.

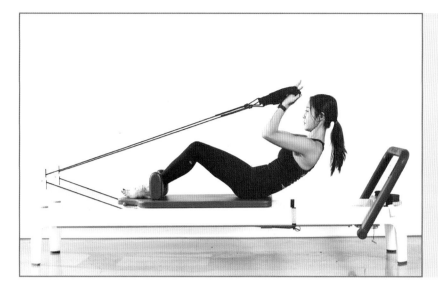

Exhale: 상완의 위치를 고정하고 팔꿈치를 가능한 만큼 굴곡하여 손바닥을 얼굴 가까이 당겨온다.

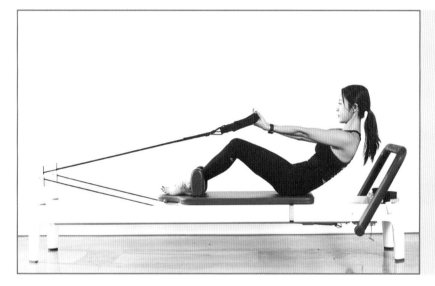

Inhale: 척추의 굴곡을 유지한 상태에서 팔꿈치를 펴 양팔을 곧게 뻗는다.

▶Biceps curl 5~10회 반복

● **주의 사항**

1. 견갑골을 안정화하고 동작 중 어깨가 말리거나 상승되지 않도록 주의한다.
2. 동작 중 복부의 가운데가 볼록해지지 않도록 복횡근을 활성화하여 편평하게 유지한다.
3. Roll down 시 등을 뒤로 기대지 않고, 골반의 후방 경사에서 출발하여 척추를 한 마디씩 분절, 굴곡해야 한다.
4. 턱을 가슴쪽으로 과하게 당겨 누르지 않는다.

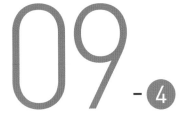

09-④

ROLL DOWN
Shoulder

기구 조절
FOOTBAR 1
SPRING 1~2

반복 횟수
5~10회

● **운동 목표**: 척추의 굴곡 상태를 유지하는 복부 근육의 등척성 운동을 진행하며, 견갑골의 안정성을 기반으로 어깨를 수평 외전한다.

● **목표 근육**: 복횡근, 골반기저근, 척추기립근, 견갑골 안정화 근육, 복직근, 복사근, 후면 삼각근

● **시작 자세**: Sitting / Neutral
엉덩이 뒤에 한 뼘 정도의 공간을 두고 Footbar를 등지고 앉는다.
하지: 두 다리를 모아 무릎을 굽혀 세우고, 발을 Head rest에 올려놓는다.
상지: 양팔을 어깨높이에서 앞으로 곧게 뻗고, 양손으로 Strap을 잡아 손바닥이 마주 보도록 한다.

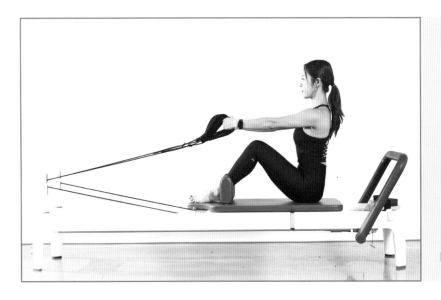

1

Inhale: 시작 자세를 유지한다.

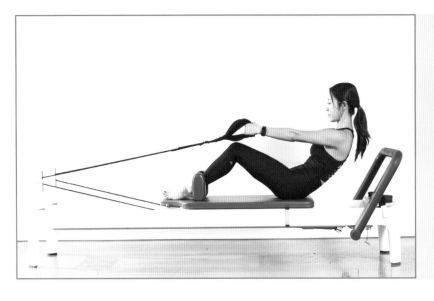

2

Exhale: 골반의 후방 경사를 만들며 천천히 요추를 굴곡하여 Roll down한다.

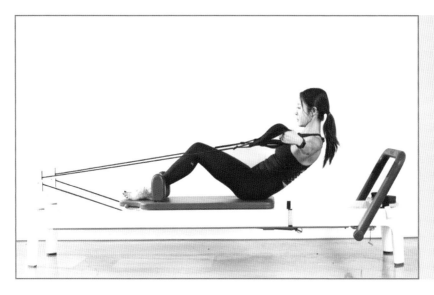

Exhale: 견갑골을 안정화하고 상완의 높이를 유지한 상태에서 팔꿈치를 약간 굽히며 어깨를 수평 외전한다.

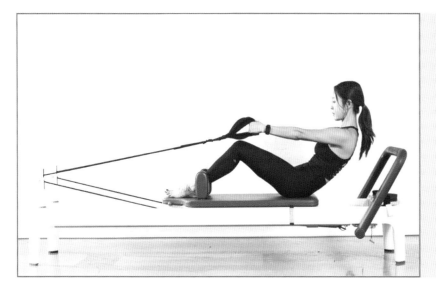

Inhale: 척추의 굴곡을 유지한 상태에서 어깨를 수평 내전하여 양팔을 정면으로 길게 뻗는다.

▶Shoulder horizontal abduction 5~10회 반복

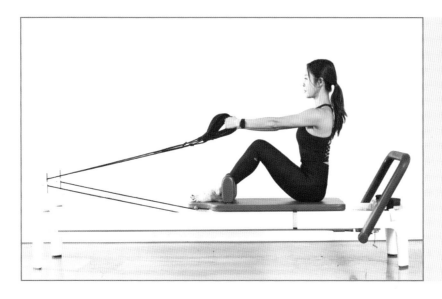

Exhale: 척추를 세워 시작 자세로 돌아간다.

1. 견갑골을 안정화하고 동작 중 어깨가 상승되거나 견갑골을 과하게 조이지 않도록 주의한다.
2. 동작 중 복부의 가운데가 볼록해지지 않도록 복횡근을 활성화하여 편평하게 유지한다.
3. Roll down 시 등을 뒤로 기대지 않고, 골반의 후방 경사에서 출발하여 척추를 한 마디씩 분절, 굴곡해야 한다.
4. 어깨를 수평 외전 할 때 척추가 신전되거나 흉곽을 앞으로 내밀지 않도록 유의한다.

1. 견갑골을 안정화하고 동작 중 어깨가 상승되거나 견갑골을 과하게 조이지 않도록 주의한다.
2. 동작 중 복부의 가운데가 볼록해지지 않도록 복횡근을 활성화하여 편평하게 유지한다.

10.-① SHORT BOX SERIES
Round Back

기구 조절
FOOTBAR 4
SPRING 2

반복 횟수
5회

● **운동 목표**: 척추를 분절하여 상체를 굴곡 상태로 유지하는 복부 근력과 조절 능력을 향상시킨다.

● **목표 근육**: 복직근, 복사근, 대둔근, 햄스트링

● **시작 자세**: Sitting / Neutral

Footbar 쪽을 바라보고 박스 위에 앉아서 준비한다. Roll down이 가능하도록 엉덩이 뒤에 약 한 뼘 정도의 공간을 남겨두어야 한다.

하지: 두 다리를 모아 발등을 Foot strap에 걸고 발목을 Dorsi flexion하여 고정한다.

상지: 양손으로 Pole을 잡아 양팔을 앞으로 뻗어준다.

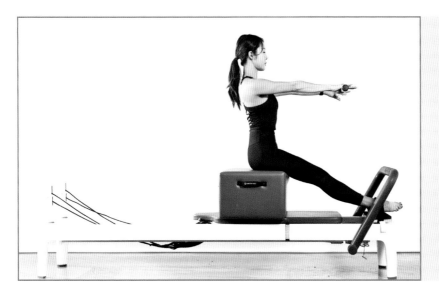

1

Inhale: 시작 자세를 유지한다.

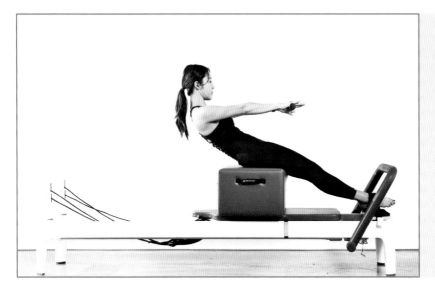

2

Exhale: 꼬리뼈를 몸 안으로 말아내듯, 골반부터 뒤로 굴려 척추를 둥글게 말아 Roll back 한다.

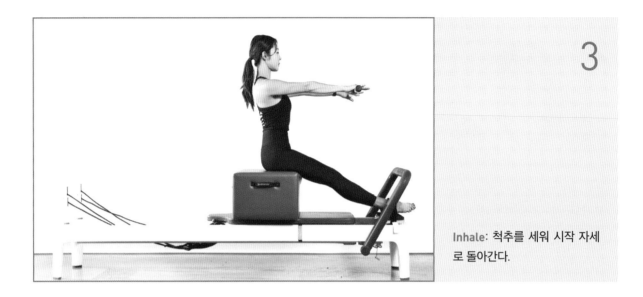

Inhale: 척추를 세워 시작 자세로 돌아간다.

● 주의 사항

1. Roll back 시에 등이 골반보다 더 아래로 내려가 요추가 과신전되지 않도록 한다.
2. 팔을 앞으로 뻗을 때 견갑의 안정성을 유지한다.

10.②

SHORT BOX SERIES
Flat Back

기구 조절
FOOTBAR 4
SPRING 2

반복 횟수
5회

● **운동 목표**: 상체를 뒤로 젖힌 상태에서 척추의 Neutral 상태를 유지할 수 있는 복부의 지구력과 기립근의 힘을 기른다.

● **목표 근육**: 기립근, 복직근, 복사근

● **시작 자세**: Sitting / Neutral
Footbar 쪽을 바라보고 박스 위에 앉아서 준비한다. 엉덩이 뒤에 약 한 뼘 정도의 공간을 남겨두어야 한다.
하지: 두 다리를 모아 발등을 Foot strap에 걸고 발목을 Dorsi flexion하여 고정한다.
상지: 양손은 어깨너비보다 조금 더 넓게 Pole을 잡고 머리 위로 들어 올린다.

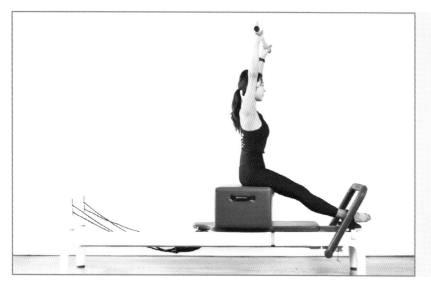

1

Inhale: 시작 자세를 유지하며 준비한다.

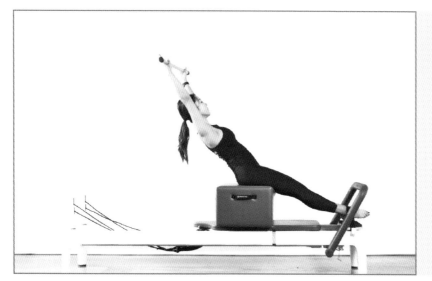

2

Exhale: 척추의 Neutral 상태를 유지할 수 있는 범위까지 상체를 뒤로 기대듯 보낸다.
Inhale: 자세를 유지한다.

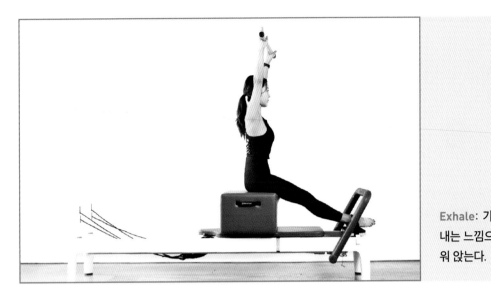

Exhale: 가슴부터 앞으로 밀어 내는 느낌으로 상체를 똑바로 세 워 앉는다.

● **변형 동작**

Imprint로 동작 진행

척추와 골반을 Neutral 상태로 동작하기 어려운 경우 상체를 뒤로 젖혔을 때 약간의 Imprint를 허용한다. 앉은 자세에서는 Neutral 을 유지해야 한다.

● **주의 사항**

1. 상체를 뒤로 젖힐 때 움직임은 고관절에서 시작되어야 한다. 척추를 꺾어 젖히지 않도록 한다.
2. 어깨 주변이 과긴장하지 않도록 견갑의 안정성을 유지한다.

10.-③

SHORT BOX SERIES
Oblique

기구 조절
FOOTBAR 4
SPRING 2

반복 횟수
각 방향 3 회

● **운동 목표**: 척추를 회전하여 뒤로 기울이는 복합적인 움직임을 진행하는 동안 몸통과 견갑을 안정시켜 유지한다.

● **목표 근육**: 복사근, 기립근, 광배근

● **시작 자세**: Sitting / Neutral
Footbar 쪽을 바라보고 박스 위에 앉아서 준비한다. 엉덩이 뒤에 약 한 뼘 정도의 공간을 남겨두어야 한다.

하지: 두 다리를 모아 발등을 Foot strap에 걸고 발목을 Dorsi flexion하여 고정한다.

상지: 양손은 어깨너비보다 조금 더 넓게 Pole을 잡고, 팔을 어깨높이로 들어 올려 정면을 향해 뻗는다.

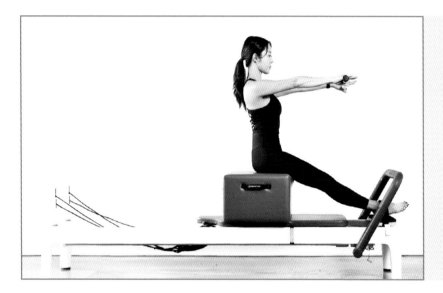

1

Inhale: 골반이 정면을 본 상태에서 상체를 한쪽으로 회전한다.

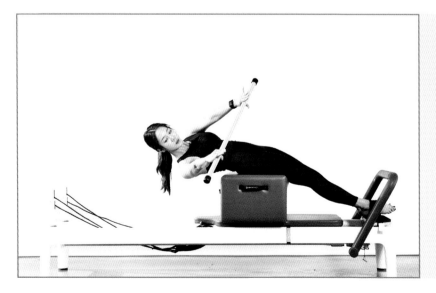

2

Exhale: 척추 회전 상태를 유지하며 상체를 사선 뒤쪽 방향으로 기울인다. 이때 기울이는 방향의 반대쪽 고관절 굴곡근이 열리며, 엉덩이가 바닥에서 약간 떨어진다.

Inhale: 척추의 회전 상태를 유지한 상태로 양쪽 엉덩이를 모두 바닥에 붙여 앉는다.

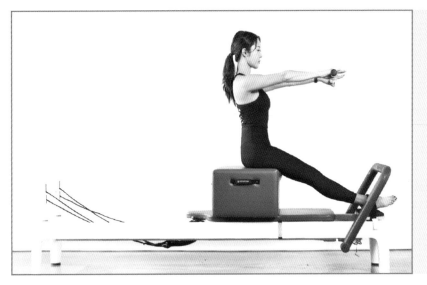

Exhale: 상체를 정면으로 돌려
시작 자세로 돌아간다.

▶반대 방향으로 이어서 반복

● 변형 동작

Imprint로 동작 진행

척추와 골반을 Neutral 상태로 동작하기 어려운 경우 상체를 뒤로
젖혔을 때 약간의 Imprint를 허용한다. 앉은 자세에서는 Neutral
을 유지해야 한다.

● 주의 사항

1. 척추를 회전시킬 때 골반이 따라가지 않도록 유의한다.
2. 상체를 뒤로 기울일 때 척추의 측면 굴곡이 일어나지 않도록
   유의한다.
3. 동작을 진행하는 동안 견갑이 안정화되어야 한다. 상승모근이
   과긴장하지 않도록 한다.

10.-④

SHORT BOX SERIES
Mermaid

기구 조절
FOOTBAR 4
SPRING 2

반복 횟수
각 방향
3~5회

- **운동 목표**: 관상면에서 척추의 측면 굴곡을 만드는 분절 움직임을 익히며, 복사근의 근력을 향상시킬 수 있다.
- **목표 근육**: 복사근, 복직근

- **시작 자세**: Sitting / Neutral
  측면을 바라보고 박스 위에 앉아 준비한다.
  하지: Footbar 쪽 다리는 외회전하여 Footstrap에 걸고 발목을 Dorsi flexion하여 발뒤꿈치를 Rail 위에 올린다. 반대쪽 다리는 외회전 상태로 무릎을 접어 발이 몸 앞에 위치하도록 박스 위에 올린다.
  상지: 팔은 양옆으로 뻗어 손바닥이 천장을 향한다.

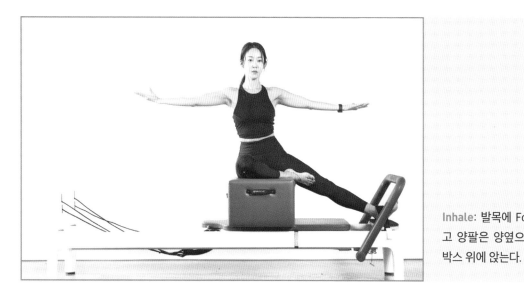

1

Inhale: 발목에 Footstrap을 걸고 양팔은 양옆으로 길게 뻗어 박스 위에 앉는다.

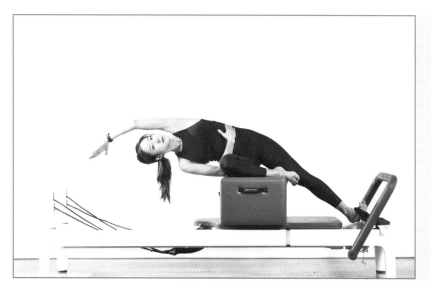

2

Exhale: 바닥 쪽을 향해 상체를 늘어뜨리며 척추를 측면 굴곡 시킨다.

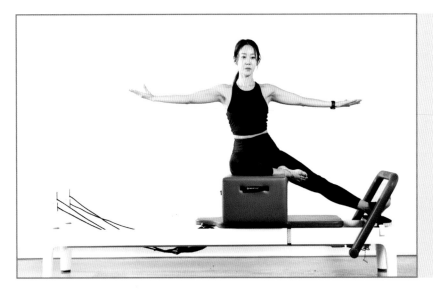

3

Inhale: 양팔을 옆으로 뻗으며 상체를 똑바로 세워 앉고, 시작 자세로 돌아간다.

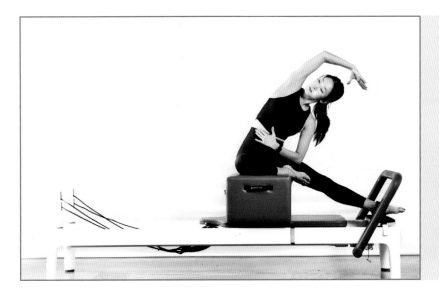

4

Exhale: Footbar 쪽으로 상체를 측면 굴곡한다. Footbar 쪽의 팔은 몸통 앞으로 부드럽게 뻗고, 반대쪽 팔은 귀 옆에서 머리 위로 길게 뻗는다.

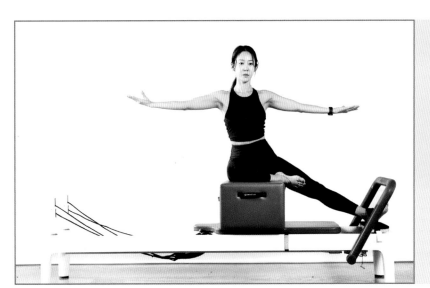

5

Inhale: 양팔을 옆으로 뻗으며 상체를 똑바로 세워 앉고, 시작 자세로 돌아간다.
Exhale: 척추와 골반, 견갑의 Neutral 정렬을 확인하고 코어를 안정화시킨다.

박스 위의 다리를 내려놓고 진행

골반과 고관절 주변부의 불편감이 느껴지거나 Neutral 상태를 유지하기 어려운 경우 박스 위에 접어 올린 다리를 내린 상태로 운동한다.

1. 발이 Footstrap에서 빠지지 않도록 주의한다.
2. 상체가 앞이나 뒤로 굽혀지거나 치우치지 않고, 최대한 관상면 위에서 운동을 진행한다.
3. 머리부터 발끝까지 사선 일직선을 이루는 자세에서 척추가 길어지는 느낌을 유지해야 한다.

11.-① LONG BOX ARMWORK PRONE

Pulling Down

반복 횟수
5~10회

● **운동 목표**: 어깨의 굴곡·신전 움직임 동안 몸통의 안정성을 유지하며 몸의 후면 근육을 강화할 수 있다.

● **목표 근육**: 대둔근, 햄스트링, 하부 승모근, 대원근, 광배근

● **시작 자세**: Prone / Neutral
Strap 쪽을 바라보며 롱박스 위에 엎드려 박스 앞쪽 모서리에서 상체를 약간 띄운 자세를 유지한다.

하지: 두 다리는 골반 넓이만큼 벌려 외회전하고 발목은 Plantar flexion한다.

상지: 어깨와 손목은 수직선상에 유지하며 어깨 바로 아래에 있는 Rope를 살짝 당긴다.

PULLING STRAP

기구 조절
SPRINGS: B TO 2R
BOX: LONG BOX
FOOTBAR: NO BAR
STRAPS: Handle을 잡거나
더 짧게 Rope를
잡는다.

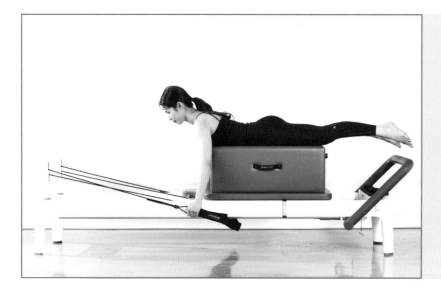

1

Inhale: 시작 자세를 유지한다.

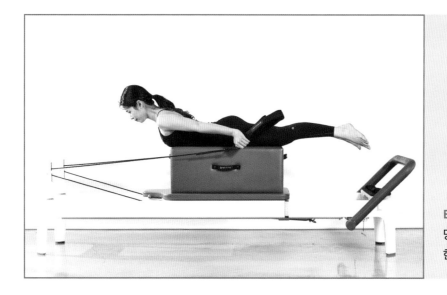

2

Exhale: Strap을 골반 방향으로 당기며 손바닥이 몸의 뒷면을 향한다.

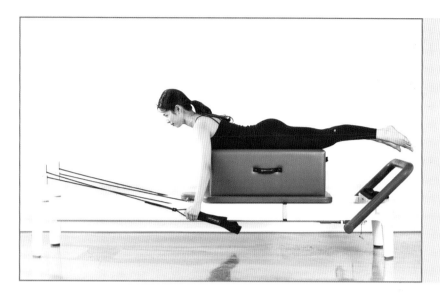

3

Inhale: 천천히 시작 자세로 돌아간다.

● 변형 동작

1. **Rope 대신 Handle 사용하기**
   손가락에 힘이 많이 들어가고 손목을 덜 사용할 수 있다.

2. **Strap을 좀 더 짧게 잡기**
   난이도를 높일 수 있다.

3. **가동 범위 줄여서 운동하기**
   난이도를 낮추며 좀 더 움직임에 집중할 수 있다.

4. **골반 앞에 타월 또는 쿠션 지지하기**
   엎드린 자세에서 치골이나 뼈가 닿은 부분이 불편할 경우 쿠션을 대주어 편안하게 만들 수 있다.

5. **팔을 들어 올릴 때 어깨높이 아래에서 동작하기**
   어깨가 불안정할 때 견갑골의 안정성을 이끌어낼 수 있다.

● 주의 사항

1. 머리와 몸통을 일직선으로 유지한다.
2. 엎드린 자세에서 호흡으로 복부를 활성화하는 법을 익힌다.
3. 동작을 수행하는 동안 골반을 후방 경사하여 요추가 과신전되지 않게 주의한다.
4. Rope를 당기기 전에 견갑골의 안정화를 먼저 유지하며 손목에서 과도한 움직임이 일어나지 않게 주의한다.

11.-② LONG BOX ARMWORK PRONE
Airplane

- **운동 목표**: 어깨의 내전·외전 움직임 동안 상지의 근력 강화와 몸통 근육의 강화 및 지구력을 향상시킬 수 있다.
- **목표 근육**: 대둔근, 햄스트링, 하부 승모근, 대원근, 광배근

- **시작 자세**: Prone / Neutral
  Strap 쪽을 바라보며 롱박스 위에 엎드려 박스 앞쪽 모서리에서 상체를 약간 띄운 자세를 유지한다.
  하지: 두 다리는 골반 넓이만큼 벌려 외회전하고 발목은 Plantar flexion한다.
  상지: 어깨 바로 아래에 있는 Rope를 살짝 당기며 두 팔을 양옆으로 뻗는다.

PULLING STRAP

기구 조절
SPRINGS: B TO 2R
BOX: LONG BOX
FOOTBAR: NO BAR
STRAPS: Handle을 잡거나 더 짧게 Rope를 잡는다.

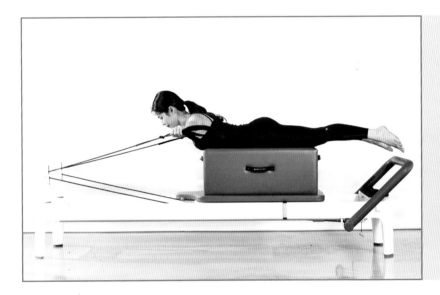

1

Inhale: 팔을 양옆으로 뻗으며 시작 자세를 유지한다.

▶엎드린 자세에서의 호흡을 통해 롱박스에서 복부를 살짝 띄운다.

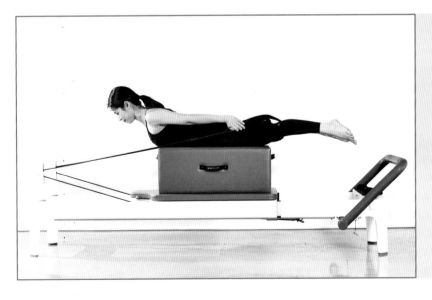

2

Exhale: Strap을 골반 방향으로 당기며 손바닥이 몸 옆면을 향한다.

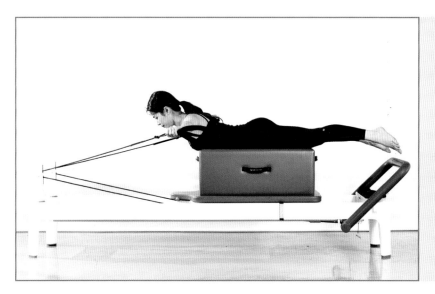

3

Inhale: 천천히 시작 자세로 돌아간다.

● 변형 동작

1. **Rope 대신 Handle 사용하기**
   손가락에 힘이 많이 들어가고 손목을 덜 사용할 수 있다.

2. **Strap을 좀더 짧게 잡기**
   난이도를 높일 수 있다.

3. **가동 범위 줄여서 운동하기**
   난이도를 낮추며 좀 더 움직임에 집중할 수 있다.

4. **골반 앞에 타월 또는 쿠션 지지하기**
   엎드린 자세에서 치골이나 뼈가 닿은 부분이 불편할 경우 쿠션을 대주어 편안하게 만들 수 있다.

5. **팔을 들어 올릴 때 어깨높이 아래에서 동작하기**
   어깨가 불안정할 때 견갑골의 안정성을 이끌어낼 수 있다.

● 주의 사항

1. 머리와 몸통을 일직선으로 유지한다.
2. 엎드린 자세에서 호흡으로 복부를 활성화하는 법을 익힌다.
3. 동작을 수행하는 동안 골반을 후방 경사하여 요추가 과신전되지 않게 주의한다.
4. Strap을 당기기 전에 견갑골의 안정화를 먼저 유지하여 손목에서 과도한 움직임이 일어나지 않게 주의한다.

11.-③ LONG BOX ARMWORK PRONE

Triceps Pull Back

● **운동 목표**: 몸통과 견갑골의 안정
  화를 유지하며 몸 전체의 후면 근
  육과 상완삼두근을 강화시킨다.

● **목표 근육**: 대둔근, 햄스트링, 하
  부 승모근, 대원근, 광배근, 상완
  삼두근

● **시작 자세**: Prone / Neutral
  Strap 쪽을 바라보며 롱박스 위에 엎드려 박스 앞쪽 모서리에서
  상체를 약간 띄운 자세를 유지한다.
  하지: 두 다리는 골반 넓이만큼 벌려 외회전하고 발목은 Plantar
  flexion한다.
  상지: Rope를 살짝 당기며 어깨와 손목은 수직선상에 두고 유지
  한다.

PULLING STRAP

기구 조절
SPRINGS: B TO 2R
BOX: LONG BOX
FOOTBAR: NO BAR
STRAPS: Handle을 잡거나
더 짧게 Rope를
잡는다.

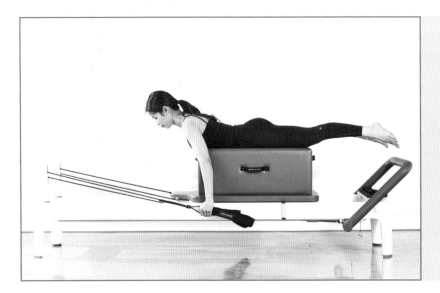

1

Exhale: 시작 자세를 유지한다.

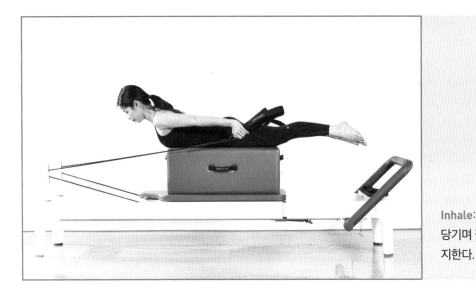

2

Inhale: Rope를 골반 방향으로
당기며 팔과 몸통을 평행하게 유
지한다.

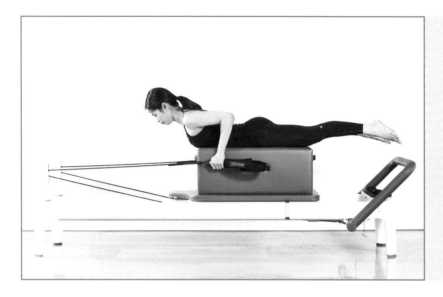

3

Exhale: 상완골은 몸통 옆에 고정하고, 전완을 굴곡한다.

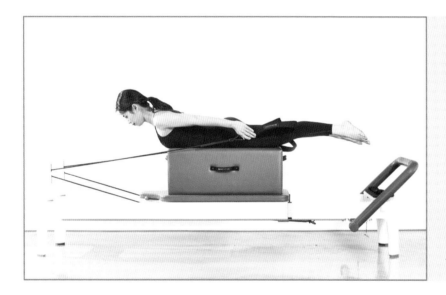

4

Inhale: 상완골의 위치를 그대로 유지하며, 전완을 신전한다.

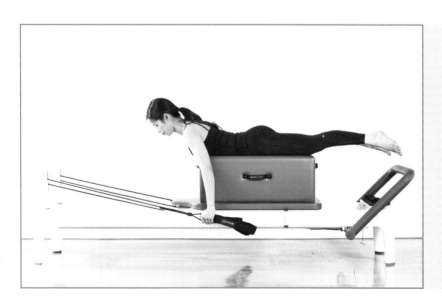

5

Exhale: 팔을 천천히 이완하며 시작 자세로 돌아간다.

● 변형 동작

1. **Rope 대신 Handle 사용하기**
   손가락에 힘이 많이 들어가고 손목을 덜 사용할 수 있다.

2. **Strap을 좀 더 짧게 잡기**
   난이도를 높일 수 있다.

3. **가동 범위 줄여서 운동하기**
   난이도를 낮추며 좀 더 움직임에 집중할 수 있다.

4. **골반 앞에 타월 또는 쿠션 지지하기**
   엎드린 자세에서 치골이나 뼈가 닿은 부분이 불편할 경우 쿠션을 대주어 편안하게 만들 수 있다.

● **주의 사항**

1. 머리와 몸통을 일직선으로 유지한다.
2. Rope를 뒤로 당길 때 골반을 후방 경사하여 요추가 과신전되지 않게 주의한다.
3. 팔 움직임 전에 견갑골의 안정화를 먼저 유지하며 손목에서 과도한 움직임이 일어나지 않게 주의한다.

11.-④ LONG BOX ARMWORK PRONE

Pulling Strap(engage abdominals)

반복 횟수
5~10회

- **운동 목표**: 몸통과 견갑골의 안정화를 유지하며, Pulling down 동작과 상체의 신전을 동시에 이끌어내는 동안 몸 전체의 후면 근육을 강화할 수 있다.
- **목표 근육**: 광배근, 대원근, 하부 승모근, 척추기립근, 대둔근, 햄스트링, 상완삼두근

- **시작 자세**: Prone / Neutral
  Strap 쪽을 바라보며 롱박스 위에 엎드려 박스 앞쪽 모서리에서 상체를 늘어뜨린다.
  하지: 두 다리는 골반 넓이만큼 벌려 외회전하고 발목은 Plantar flexion한다.
  상지: Rope를 잡고 상체를 롱박스 위에 엎드리며 팔을 앞으로 길게 늘어뜨린다.

PULLING STRAP

기구 조절
SPRINGS: B TO 2R
BOX: LONG BOX
FOOTBAR: NO BAR
STRAPS: Handle을 잡거나 더 짧게 Rope를 잡는다.

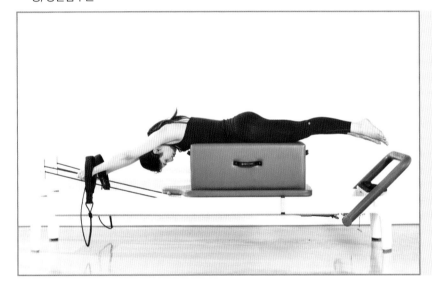

1

Inhale: 시작 자세를 유지하며 최대한 등 뒤쪽으로 호흡을 넣어준다.

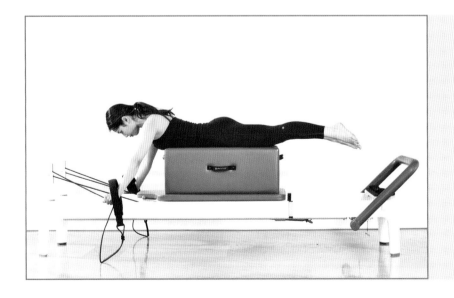

2

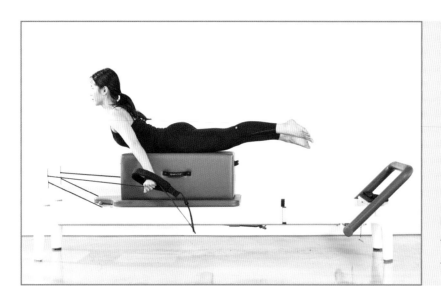

Exhale: Rope를 당기며, 상체를 들어 올려 가슴 앞쪽을 롱박스에서 띄운다.

3

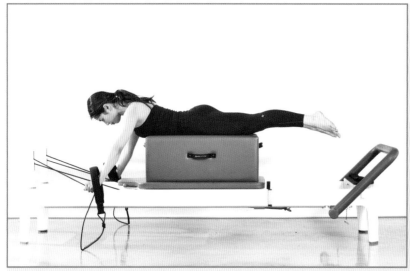

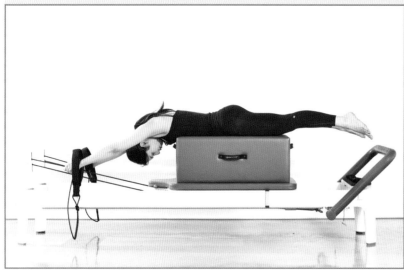

Inhale: 상체와 팔을 천천히 내리며 시작 자세로 돌아간다.

1. **Rope 대신 Handle 사용하기**
   손가락과 손목을 좀 더 편안하게 사용할 수 있다.

2. **Strap을 좀 더 짧게 잡기**
   난이도를 높일 수 있다.

3. **가동 범위 줄여서 운동하기**
   난이도를 낮추며 좀 더 움직임에 집중할 수 있다.

4. **골반 앞에 타월 또는 쿠션 지지하기**
   엎드린 자세에서 치골이나 뼈가 닿은 부분이 불편할 경우 쿠션을 대주어 편안하게 만들 수 있다.

1. Rope를 뒤로 당길 때 골반을 후방 경사하여 요추가 과신전되지 않게 주의한다.

2. 팔 움직임 전에 견갑골의 안정화를 먼저 유지하며 손목에서 과도한 움직임이 일어나지 않게 주의한다.

3. 흉추의 신전 움직임을 이끌어내며 과도한 경추 신전이 일어나지 않게 한다.

4. 엎드린 자세에서의 호흡으로 복부를 활성화하며 다리와 몸통 정렬을 향상시킨다.

11.-⑤ LONG BOX ARMWORK PRONE
Hands Up

반복 횟수
5~10 회

● **운동 목표**: 손끝이 천장을 향하게 하여 팔꿈치가 굴곡·신전을 하는 동안 몸통과 견갑골의 안정화를 유지하며 척추 후면 근육을 강화할 수 있다.

● **목표 근육**: 광배근, 대원근, 하부 승모근, 상완삼두근

● **시작 자세**: Prone / Neutral
머리가 Footbar를 향도록 엎드리고 롱박스의 앞쪽 모서리에서 가슴을 띄운다.
하지: 두 다리는 곧게 뻗어 나란히 모은다.
상지: 양손은 손끝이 천장을 향하도록 어깨 넓이보다 약간 넓게 Footbar를 잡고 팔꿈치를 굴곡하여 유지한다.

OVERHEAD & PRESS

기구 조절
SPRINGS: B TO 2R
BOX: LONG BOX
OVERHEAD PRESS:
LOW / EXTRA LOW
SWAN: LOW, HIGH OR
EXTRA HIGH

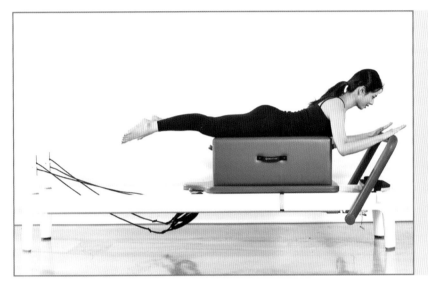

1

Inhale: 시작 자세를 유지한다.

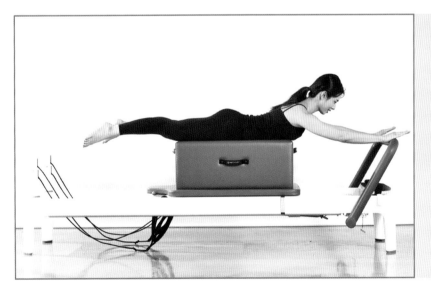

2

Exhale: 견갑골을 아래로 끌어 내리며 Footbar를 밀어낸다.

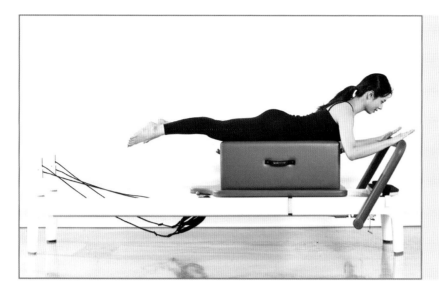

Inhale: 팔꿈치를 접으며 천천히 시작 자세로 돌아간다.

● 변형 동작

한 손으로 밀어내기
한 손은 등 뒤쪽에 얹고, 다른 한 손으로 Footbar를 밀어낸다.

● 주의 사항

1. 머리와 몸통을 일직선으로 유지한다.
2. 골반 앞쪽 치골로 롱박스를 지긋이 누르며 요추가 과신전되지 않도록 주의한다.
3. 팔 움직임 전에 견갑골의 안정화를 먼저 유지하며 손목에서 과도한 움직임이 일어나지 않게 주의한다.
4. 엎드린 자세에서의 호흡으로 복부를 활성화한다.

11.-6

LONG BOX
ARMWORK PRONE
Hands In

반복 횟수
5~10회

- **운동 목표**: 손끝을 서로 마주보게 하여 팔꿈치의 굴곡·신전을 하는 동안 몸통과 견갑골을 안정화하며 몸 전체의 후면 근육을 강화시킨다.
- **목표 근육**: 광배근, 대원근, 하부 승모근, 상완삼두근

- **시작 자세**: Prone / Neutral
  머리가 Footbar를 향하도록 엎드리고 롱박스의 앞쪽 모서리에서 가슴을 띄운다.
  하지: 두 다리는 곧게 뻗어 나란히 모은다.
  상지: 양손은 어깨너비보다 넓게 Footbar를 잡고 손끝이 서로 마주 보도록 팔꿈치를 바깥쪽으로 굴곡하여 유지한다.

OVERHEAD & PRESS

기구 조절
SPRINGS: B TO 2R
BOX: LONG BOX
OVERHEAD PRESS:
LOW / EXTRA LOW
SWAN: LOW, HIGH OR
EXTRA HIGH

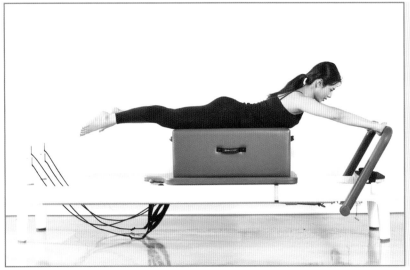

1

Inhale: 시작 자세를 유지한다.

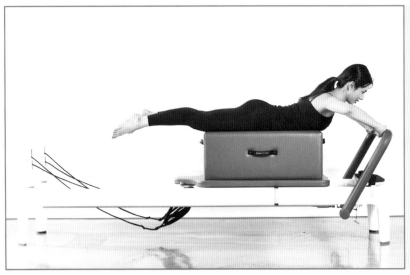

2

Exhale: 견갑골을 아래로 끌어 내리며 Footbar를 밀어낸다.

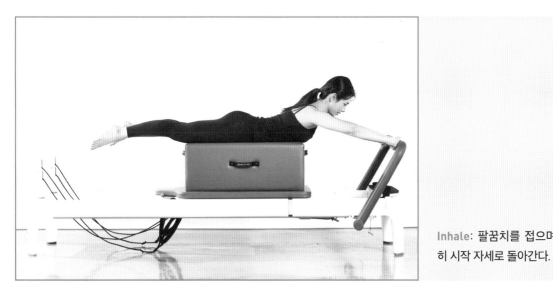

Inhale: 팔꿈치를 접으며 천천히 시작 자세로 돌아간다.

● 변형 동작

한 손으로 밀어내기
한 손은 등 뒤쪽에 얹고, 다른 한 손으로 Footbar를 밀어낸다.

● 주의 사항

1. 팔을 과하게 사용하지 않고 엎드린 자세에서 호흡으로 복부를 활성화하는 법을 익힌다.
2. 동작을 수행하는 동안 머리와 몸통을 일직선으로 유지한다.
3. 골반 앞쪽 치골로 롱박스를 지긋이 누르며 요추가 과신전되지 않도록 주의한다.

11.-⑦ LONG BOX ARMWORK PRONE
Single Arm

- **운동 목표**: 한 손으로 팔꿈치의 굴곡·신전을 하는 동안 몸통과 견갑골의 안정화를 유지하며 몸 전체의 후면 근육을 강화시킨다.
- **목표 근육**: 광배근, 대원근, 하부 승모근, 척추기립근, 대둔근, 상완삼두근, 대흉근

- **시작 자세**: Prone / Neutral
  머리가 Footbar를 향도록 엎드리고 롱박스의 앞쪽 모서리에서 가슴을 띄운다.
  하지: 두 다리는 곧게 뻗어 나란히 모은다.
  상지: 한 손은 Footbar에, 반대쪽 손은 허리 뒤쪽 또는 이마 또는 박스의 앞쪽 모서리에 놓는다.
  * 한 손으로 동작 시 Spring을 더 가볍게 한다.

OVERHEAD & PRESS

기구 조절
SPRINGS: B TO 2R
BOX: LONG BOX
OVERHEAD PRESS:
LOW / EXTRA LOW
SWAN: LOW, HIGH OR
EXTRA HIGH

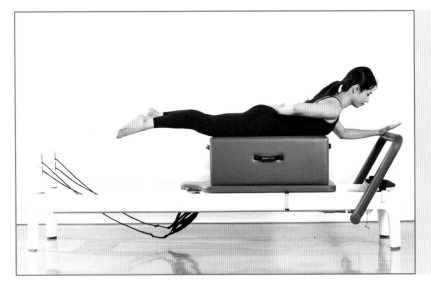

1

Inhale: 시작 자세를 유지한다.

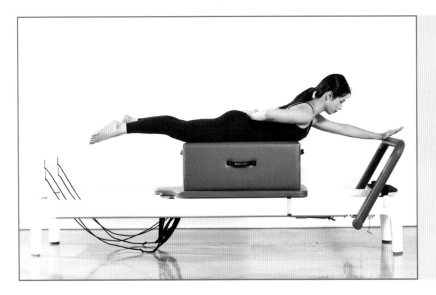

2

Exhale: 견갑골의 안정화를 유지하면서 한 손으로 Footbar를 밀어낸다.

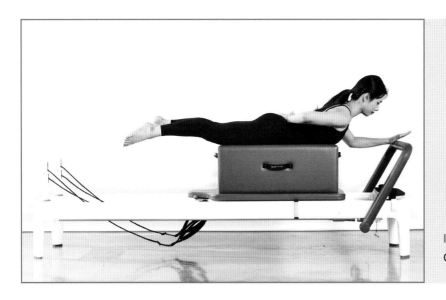

3

Inhale: 천천히 시작 자세로 돌아간다.

● 주의 사항

1. 머리와 몸통을 일직선으로 유지한다.
2. 한쪽 움직임 동안, 몸이 한쪽으로 기울어지거나 회전되지 않도록 주의한다.
3. 골반 앞쪽 치골로 롱박스를 지긋이 누르며 요추가 과신전되지 않도록 주의한다.
4. 팔 움직임 전에 견갑골의 안정화를 먼저 유지하며 손목에서 과도한 움직임이 일어나지 않게 주의한다.
5. 엎드린 자세에서의 호흡으로 복부를 활성화한다.

11.-⑧

LONG BOX ARMWORK PRONE
Swan With Footbar

반복 횟수
5~10회

- **운동 목표**: Footbar를 누르며 상체를 들어 올리는 동안, 몸통과 견갑골의 안정화와 몸 전체의 후면 근육을 강화하고 척추 신전의 가동 범위를 늘릴 수 있다.
- **목표 근육**: 광배근, 대원근, 하부 승모근, 척추기립근, 대둔근, 상완삼두근, 대흉근

- **시작 자세**: Prone / Neutral
  Footbar를 바라보며 롱박스에 엎드리고 롱박스의 앞쪽 모서리에서 가슴을 띄운다.
  하지: 두 다리는 골반 넓이만큼 벌려 외회전하고 발목은 Plantar flexion한다.
  상지: 양손은 Footbar 위에 올려놓으며 어깨너비보다 약간 넓게 위치한다.

OVERHEAD & PRESS

기구 조절
SPRINGS: B TO 2R
BOX: LONG BOX
OVERHEAD PRESS:
LOW / EXTRA LOW
SWAN: LOW, HIGH OR
EXTRA HIGH

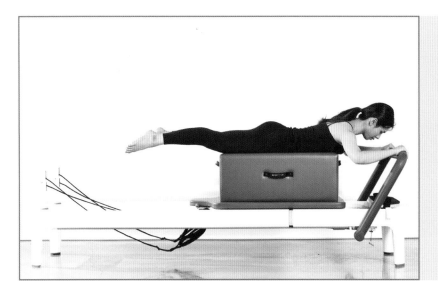

1

Inhale: 시작 자세를 유지한다.

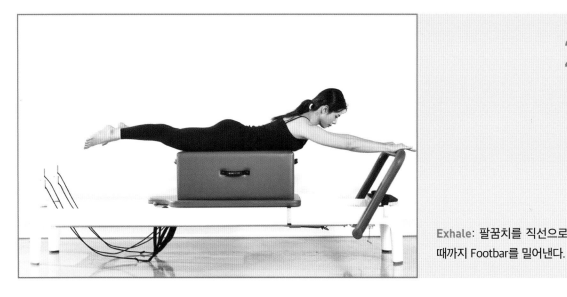

2

Exhale: 팔꿈치를 직선으로 펼 때까지 Footbar를 밀어낸다.

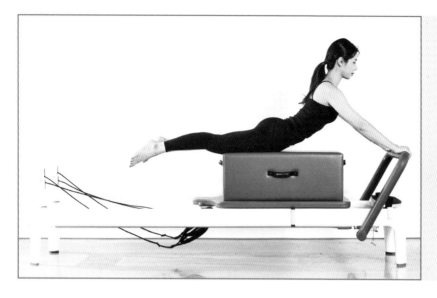

3

Inhale: 양손을 아래로 누르며 몸통을 들어 올려 척추를 신전한다.

▶Carriage를 Footbar로 이동하게 한다.

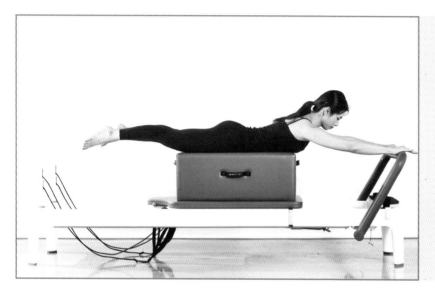

4

Exhale: 두 손을 밀어내며 몸통이 뒤로 멀어지고 서서히 몸통이 박스에 닿는다.

▶Carriage는 Footbar에서 멀어진다.

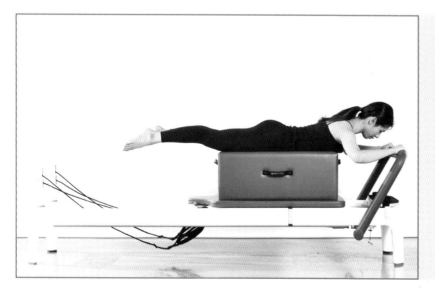

5

Inhale: 팔꿈치를 구부리며 시작 자세로 돌아간다.

한 손씩 교차로 들어 올리기
신전근의 지구력을 이끌어내며 더 난이도
를 높일 수 있다.

1. 머리와 몸통을 일직선으로 유지한다.
2. 골반 앞쪽 치골로 롱박스를 지긋이 누르며 요추가 과신전되지 않도록 주의한다.
3. 엎드린 자세에서의 호흡으로 복부를 활성화하며 척추가 골고루 신전할 수 있게 움직임을 조절한다.

12.-① KNEELING ABDOMINALS-FACING BACK
Flatback

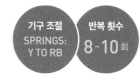

기구 조절
SPRINGS:
Y TO RB

반복 횟수
8~10회

● **운동 목표**: 네발기기 자세에서 Carriage 를 상체 쪽으로 가져오며 Flatback을 유지하여 요추를 제한한다. 고관절 굴 곡근을 활성화하여 Hinge 요추와 고관 절의 분리 움직임을 이끌어낸다.

● **목표 근육**: 광배근, 대원근, 전거근, 대 흉근, 회선근개근육, 고관절 굴곡근

● **시작 자세**: Quadri-pedal/Neutral
Strap을 향하여 머리를 두고 네발기기 자세를 유지한다.
하지: 골반의 중립을 유지하며 무릎은 Shoulder rest 앞에 놓는다.
상지: 두 손은 네발기기 자세보다 살짝 멀리 뻗어 Refomer 양쪽 Frame을 잡는다. 상완골을 바깥쪽으로 외회전시켜 팔꿈치가 Frame을 향하게 한다.

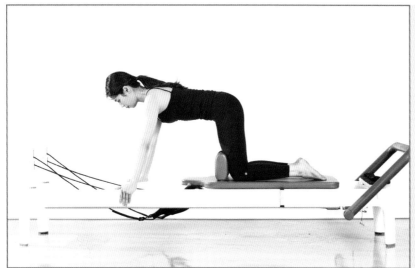

1

Inhale: 시작 자세를 유지한다.

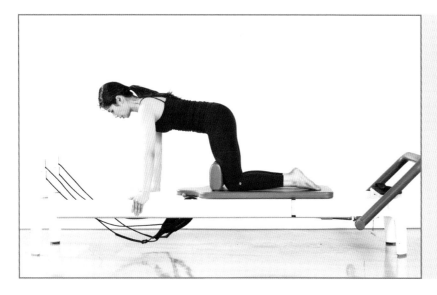

2

Exhale: 양손으로 Frame을 살 짝 당겨 어깨와 손목을 수직선상 에 나란히 놓으며 네발기기 자세 를 유지한다.

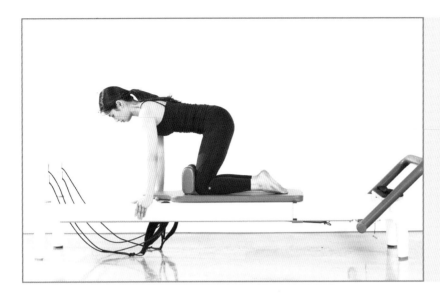

3

Inhale: 고관절을 굴곡하여 Carriage를 손 방향으로 당긴다. 이때 척추는 중립을 유지하며 머리와 골반을 일직선으로 바닥과 평행하게 한다. 운동하는 동안 어깨 아래에 손목의 위치를 유지한다.

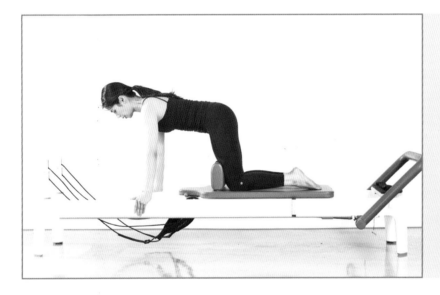

4

Exhale: 고관절을 굴곡한 힘을 서서히 이완하여 고관절과 무릎을 수직선상에 놓는다.

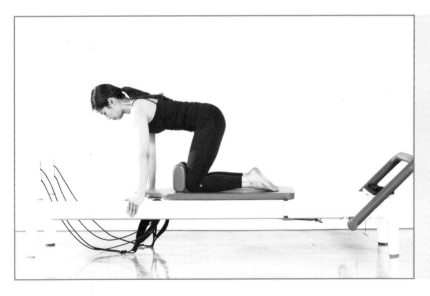

5

Inhale: 고관절을 굴곡하여 Carriage를 손 방향으로 당긴다.

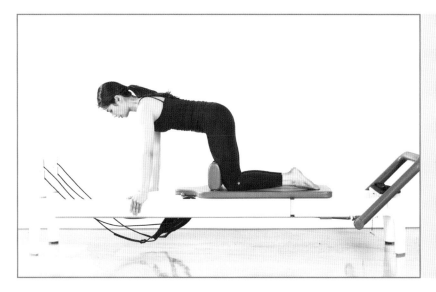

Exhale: 고관절을 굴곡한 힘을 서서히 이완하여 어깨와 손목, 고관절과 무릎을 수직선상에 놓으며 네발기기 자세를 유지한다.

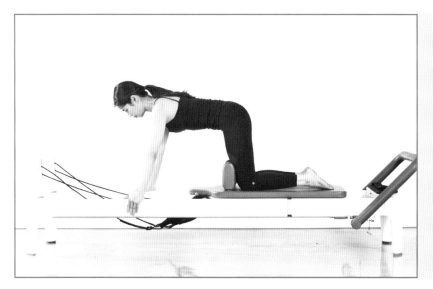

Inhale: 시작 자세로 돌아간다.

● **변형 동작**

1. **뒤꿈치 사이에 오버볼 끼우기**
   둔근과 내전근을 활성화할 수 있다.

2. **하체를 고정하고 어깨 관절을 사용하여 동작 수행하기**
   견갑골 주변 근육을 강화하며 안정화를 극대화할 수 있다.

● **주의 사항**

1. Carriage를 당겨올 때 어깨가 손목을 지나가지 않는다.
2. 등이 동그랗게 말리지 않도록 주의한다.
3. 양손으로 Frame을 당길 때, 상승모근이 과긴장되거나 손의 힘으로 당기지 않는다.
4. 척추 중립을 유지하기 위해 시선을 바닥의 정면에 둔다.

12. KNEELING ABDOMINALS-FACING BACK

-② Roundback

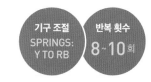

기구 조절
SPRINGS: Y TO RB

반복 횟수
8~10회

● **운동 목표**: 네발기기 자세에서 등을 동 그랗게 말아 올리고 Carriage를 상체 쪽으로 가져오며 견갑골과 골반의 안 정화와 코어 근육을 최대한 활성화시 키는 동작이다.

● **목표 근육**: 광배근, 대원근, 전거근, 대 흉근, 회선근개근육, 복직근

● **시작 자세**: Quadri-pedal / Posterior tilt
Strap을 향하여 머리를 두고 네발기기 자세로 등을 살짝 동그랗게 말아 올린다.
하지: 무릎은 Shoulder rest 앞에 놓고 골반을 후방 경사하며 허벅지 사이 중간에 시 선을 유지한다.
상지: 두 손은 네발기기 자세보다 살짝 멀리 뻗어 Reformer 양쪽 Frame을 잡는다. 상완골을 바깥쪽으로 외회전시켜 팔꿈치가 Frame을 향하게 한다. 손과 어깨가 일직 선을 유지한다.

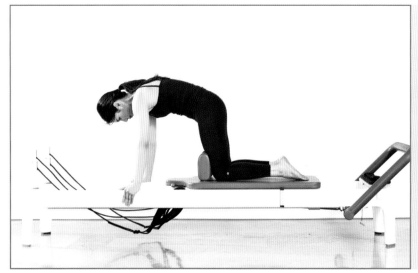

1

Inhale: 시작 자세를 유지한다.

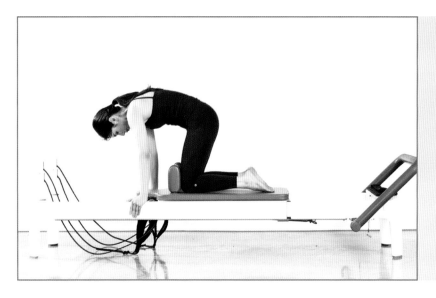

2

Exhale: 척추를 더 깊게 동그랗 게 말아 올리며 Carriage를 양손 방향으로 당긴다.

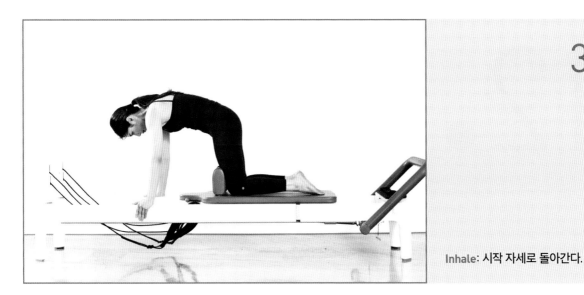

Inhale: 시작 자세로 돌아간다.

● 변형 동작

1. **뒤꿈치 사이에 오버볼 끼우기**
   둔근과 내전근을 활성화할 수 있다.

2. **하체를 고정하고 어깨 관절을 사용하여 동작 수행하기**
   견갑골 주변 근육을 강화하며 안정화를 극대화할 수 있다.

● 주의 사항

1. Carriage를 당겨올 때 어깨가 손목을 지나가지 않는다.
2. 척추의 굴곡을 유지하며 복부의 힘으로 Carriage를 당긴다.
3. 양손으로 Frame을 당길 때 상승모근이 과긴장되거나 손의 힘으로 당기지 않는다.
4. 둥근 척추를 유지하기 위해 시선을 허벅지 또는 복부에 둔다.

12.-③

KNEELING ABDOMINALS- FACING BACK
Oblique

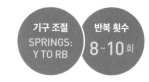

기구 조절
SPRINGS:
Y TO RB

반복 횟수
8~10회

● **운동 목표**: 네발기기 자세에서 몸을 한 쪽으로 굴곡하여 Carriage를 상체 쪽으로 가져오며 견갑골과 골반의 안정화와 코어 근육(특히 광배근, 복사근)을 최대한 활성화시킬 수 있다.

● **목표 근육**: 광배근, 대원근, 전거근, 대흉근, 회선근개근육, 복사근

● **시작 자세**: Quadri-pedal / Neutral

Strap을 향하여 머리를 두고 네발기기 자세로 몸통과 골반을 직사각형 안에 유지한다.

하지: 무릎은 Shoulder rest 앞에 놓고 골반의 중립을 유지한다.

상지: 두 손은 네발기기 자세보다 살짝 멀리 뻗어 한쪽 Frame에 두 손을 나란히 올려놓고 몸통을 외측 굴곡하며 손과 어깨가 일직선을 유지한다.

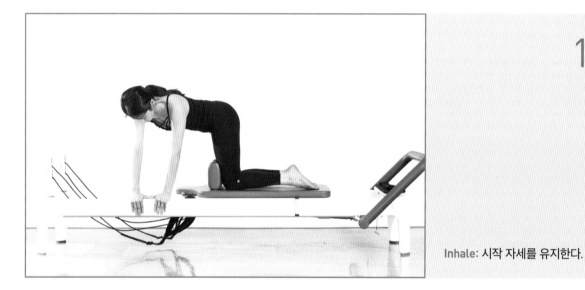

1

Inhale: 시작 자세를 유지한다.

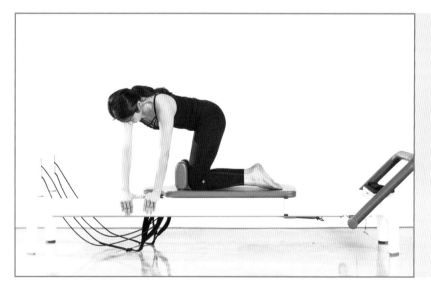

2

Exhale: 손 방향으로 Carriage 를 당겨오며 왼쪽 흉곽을 더 넓히는 느낌으로 외측 굴곡한다.

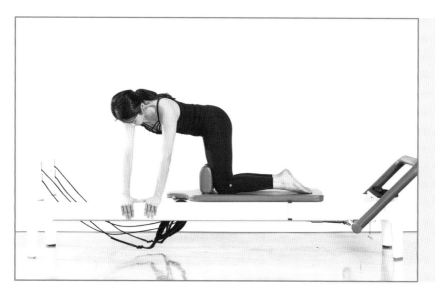

Inhale: 시작 자세로 돌아간다.

▶반대 방향도 여러 번 동작을 반복

역방향

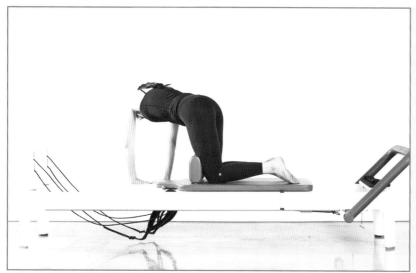

Inhale: 시작 자세를 유지한다.

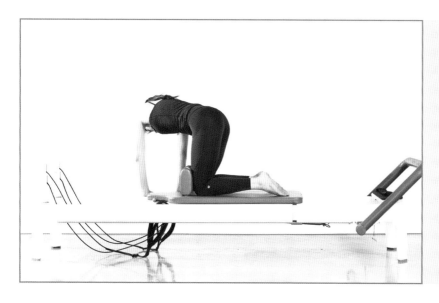

Exhale: 손 방향으로 Carriage 를 당겨오며 오른쪽 흉곽을 더 넓히는 느낌으로 외측 굴곡한다.

149

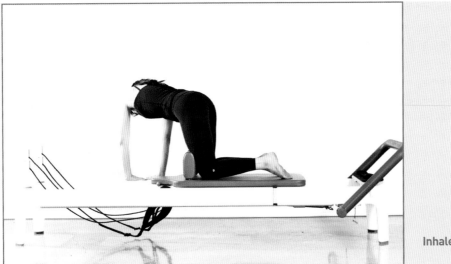

Inhale: 시작 자세로 돌아간다.

● 변형 동작

1. **뒤꿈치 사이에 오버볼 끼우기**
   둔근과 내전근을 활성화한다.

2. **하체를 고정하고 어깨 관절을 사용하여 동작 수행하기**
   견갑골 주변 근육을 강화하며 안정화를 극대화할 수 있다.

3. **척추의 굴곡을 활용하여 Round back, Arched back으로 동작하기**

● 주의 사항

1. Carriage를 당겨올 때 어깨가 손목을 지나가지 않는다.
2. 척추의 외측 굴곡을 유지하며 복부의 힘으로 Carriage를 당긴다.
3. 양손으로 Frame을 당길 때 상승모근이 과긴장되거나 손의 힘으로 당기지 않는다.

12.

KNEELING ABDOMINALS-FACING BACK

-④ Single Leg

기구 조절
SPRINGS:
Y TO RB

반복 횟수
8~10회

● **운동 목표**: 한 다리를 뻗어 양팔과 한 다리의 3지점으로 균형을 유지하며 견갑골과 골반의 안정화와 코어 근육을 최대한 활성화시킬 수 있다.

● **목표 근육**: 광배근, 대원근, 전거근, 대흉근, 회전근개근육, 대둔근

● **시작 자세**: Quadri-pedal / Neutral

Strap을 향하여 머리를 두고 네발기기 자세로 몸통과 골반을 직사각형 안에 유지한다.

하지: 무릎은 Shoulder rest 앞에 놓고 골반의 중립을 유지하며 한쪽 다리를 곧게 뻗어 지면과 평행하게 들어 올린다.

상지: 두 손은 네발기기 자세보다 살짝 멀리 뻗어 Reformer 양쪽 Frame을 잡는다. 상완골을 바깥쪽으로 외회전시켜 팔꿈치가 Frame을 향하게 한다. 손과 어깨가 일직선을 유지한다.

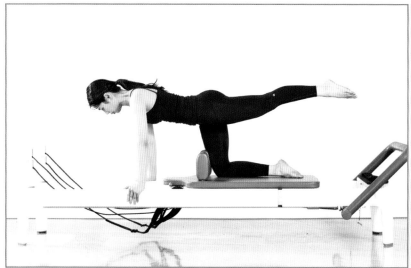

1

Inhale: 시작 자세를 유지한다.

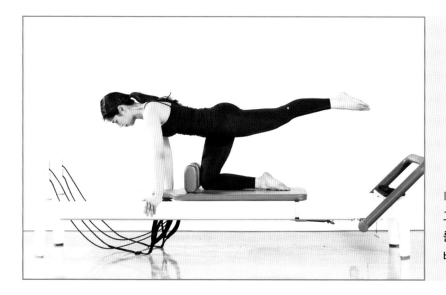

2

Exhale: 척추를 중립으로 유지하고 고관절을 굴곡하여 Carriage를 당기는 동안 들어 올린 다리를 바닥과 평행하게 유지한다.

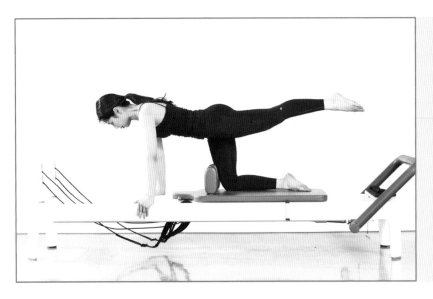

Inhale: 몸통과 다리의 일직선을 유지하며 천천히 시작 자세로 돌아간다.

▶반대 방향도 여러 번 동작을 반복

역방향

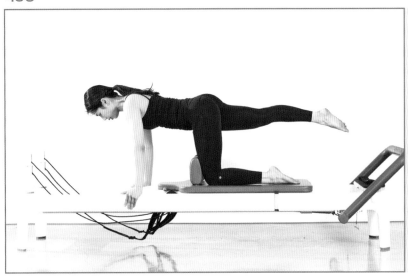

Inhale: 시작 자세를 유지한다.

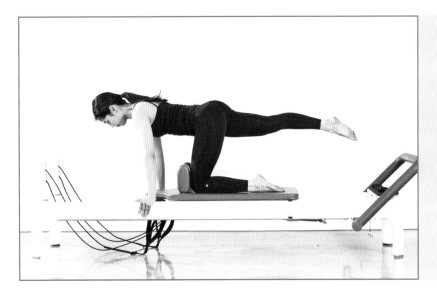

Exhale: 척추를 중립으로 유지하고 고관절을 굴곡하여 Carriage를 당기는 동안 들어 올린 다리를 바닥과 평행하게 유지한다.

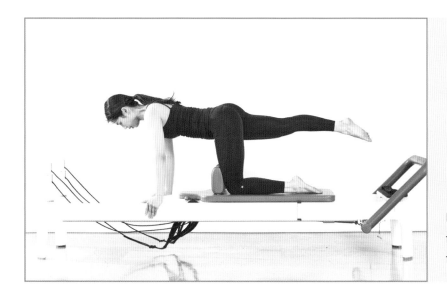

Inhale: 몸통과 다리의 일직선을 유지하며 천천히 시작 자세로 돌아간다.

● 변형 동작

팔과 다리 교차로 움직이기
몸의 협응력을 높이면서 견갑골과 골반의 안정성을 이끌어낼 수 있다.

● 주의 사항

1. 다리를 움직이기 전에 먼저 호흡을 통해 복부를 활성화한다.
2. 어깨와 손목을 수직선상에 나란히 유지한다.
3. 동작을 수행하는 동안 머리는 척추와 일직선이 되도록 유지한다.
4. 척추 중립을 유지하기 위해 시선을 바닥의 정면에 둔다.
5. 어깨가 손을 지나 앞으로 나가지 않게 한다.

13. ①

KNEE STRETCH
Knee Stretch-Flat(arched) Back

- **운동 목표**: 척추의 자세를 유지하며 Carriage를 밀어내고 움직임 동안 견갑골과 골반의 안정성을 이끌어내며 코어를 강화할 수 있다.
- **목표 근육**: 대퇴사두근, 햄스트링, 대둔근

- **시작 자세**: **Kneeling / Neutral**
  Carriage 위에 무릎을 꿇고 앉아 등을 곧게 펴고 머리와 척추를 일직선으로 유지하며 Footbar를 바라본다.
  하지: 두 발바닥은 Shoulder rest에, 무릎은 Carriage 위에 놓고 골반은 중립을 유지하며 뒤꿈치에서 들어 올린다.
  상지: 양손은 어깨너비만큼 벌려 Footbar를 잡고 팔을 곧게 뻗어 몸통과 직각을 유지한다.

기구 조절
SPRINGS:
RB TO 3R
FOOTBAR:
LOWER OR
HIGH

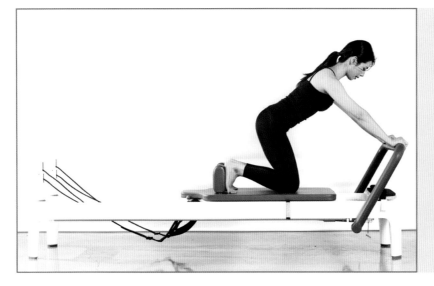

1

Inhale: 시작 자세를 유지한다.

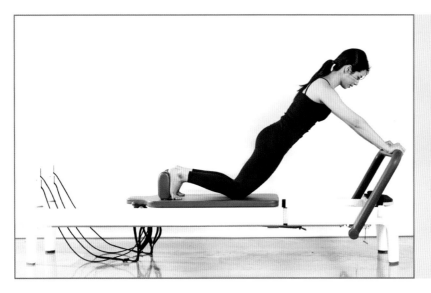

2

Exhale: 상체의 자세를 유지하고 Carriage를 Stopper로부터 멀리 밀어내며 꼬리뼈부터 정수리까지 일직선을 유지한다. 허리가 아치가 될 정도로 너무 멀리 가지 않는다.

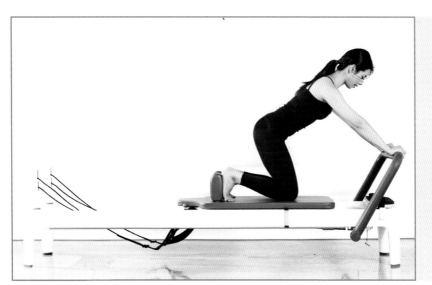

Inhale: Carriage를 Stopper 쪽으로 가져오며 시작 자세로 돌아간다.

● 변형 동작

1. **무릎 아래에 패드 또는 쿠션 놓기**
   무릎으로 지지하는 압력을 줄여 편하게 한다.

2. **무릎 사이에 볼 끼우기**
   볼을 끼워 동작을 할 때 무릎 안쪽 내전 근육을 활성화한다.

3. **숏박스로 팔꿈치 지지하기**
   손목이 불편하여 지지하기 어려울 경우 박스에 팔꿈치를 대고 동작을 수행한다.

4. **팔꿈치 굴곡, 신전하기**
   척추의 자세를 유지하며 팔꿈치에 굴곡·신전 움직임을 더하여 지구력과 협응력을 증진시킨다.

● 주의 사항

1. 다리를 움직이기 전에 깊게 호흡하여 복부를 먼저 활성화한다.

2. Carriage가 앞뒤로 움직이는 동안 척추는 일직선으로 유지한다.

3. 머리의 바른 정렬을 유지하기 위해 시선을 한곳에 고정한다.

4. 운동하는 동안 무릎, 엉덩이, 발목을 일직선으로 유지한다.

13.-②

KNEE STRETCH
Knee Stretch-Roundback

- **운동 목표**: 척추의 자세를 유지하며 Carriage를 밀어내고 움직임 동안 견갑골과 골반의 안정성을 이끌어내며 복부를 활성화시킬 수 있다.
- **목표 근육**: 대퇴사두근, 햄스트링, 대둔근

- **시작 자세**: **Kneeling / Posterior tilt**
  Carriage 위에 무릎을 꿇고 앉아 시선은 배꼽을 향하며 꼬리뼈부터 정수리까지 동그랗게 만든다. 무릎 뒤에 엉덩이가 있는지 확인하고 시작한다.
  하지: 두 발바닥은 Shoulder rest에, 무릎은 Carriage 위에 놓고 골반은 후방 경사하여 뒤꿈치에 둔부가 닿지 않도록 들어 올린다.
  상지: 양손은 어깨너비만큼 벌려 Footbar를 잡고 팔을 곧게 뻗는다.

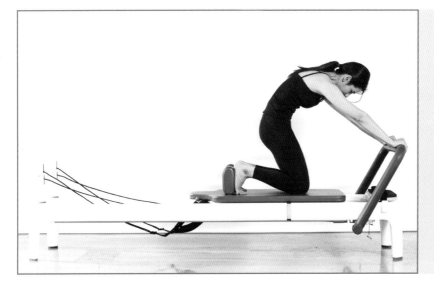

1

Inhale: 시작 자세를 유지한다.

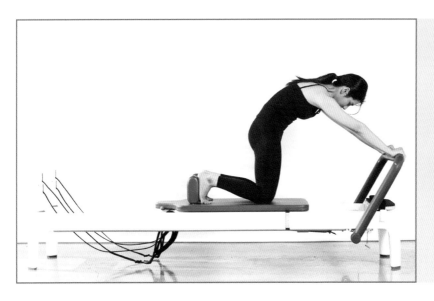

2

Exhale: 꼬리뼈를 아래로 말아 넣고, 동그랗게 말린 척추를 유지하며 두 다리로 Carriage를 밀어낸다. 골반이 움직이기 전까지 뒤로 밀어내며 햄스트링과 대둔근 사용에 초점을 맞춘다.

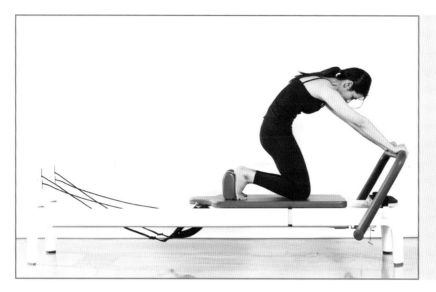

3

Inhale: 척추의 자세를 유지하며 시작 자세로 돌아간다.

● **변형 동작**

1. **무릎 아래에 패드 또는 쿠션 놓기**
   무릎으로 지지하는 압력을 줄여 무릎은 편하게 해준다.

2. **무릎 사이에 볼 끼우기**
   볼을 끼워 동작을 할 때 무릎 안쪽 내전 근육을 활성화한다.

3. **숏박스로 팔꿈치 지지하기**
   손목이 불편하여 지지하기 어려울 경우 박스에 팔꿈치를 대고 동작을 수행한다.

4. **팔꿈치 굴곡, 신전하기**
   척추의 자세를 유지하며 팔꿈치에 굴곡·신전 움직임을 더하여 지구력과 협응력을 증진시킨다.

● **주의 사항**

1. 다리를 움직이기 전에 복부를 먼저 활성화한다.
2. 등을 동그랗게 말아 견갑골을 척추에서 떨어지게 넓게 벌린다.
3. 머리의 바른 정렬을 위해 시선을 한 곳에 고정한다.
4. 승모근이 과긴장하여 사용되지 않도록 주의한다.

57

14-① ELEPHANT

Flatback

● **운동 목표**: 척추를 편평하게 유지하며 복부의 힘으로 Carriage를 밀고 당겨오며 중심부를 강화시킬 수 있다.

● **목표 근육**: 광배근, 대퇴사두근, 햄스트링, 대둔근, 척추기립근, 비복근

● **시작 자세**: Half-standing / Neutral
몸을 폴더처럼 접어 양손은 Footbar에, 발뒤꿈치는 Shoulder rest에 대고 Carriage를 Stopper 쪽으로 가져오며 유지한다.

하지: Shoulder rest에 뒤꿈치를 대고 발바닥은 Carriage에 붙인다.

상지: 양손으로 Footbar를 잡고 척추와 머리를 일직선으로 유지하고 어깨는 끌어내린다.

기구 조절
SPRINGS:
R TO RB
FOOTBAR:
HIGH OR LOW

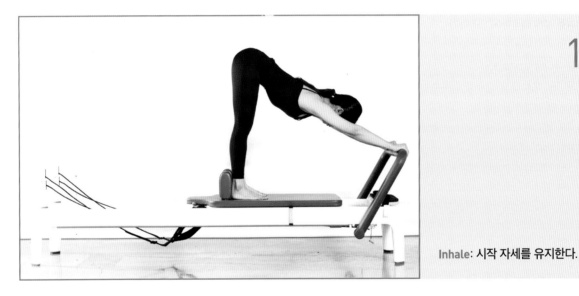

1

Inhale: 시작 자세를 유지한다.

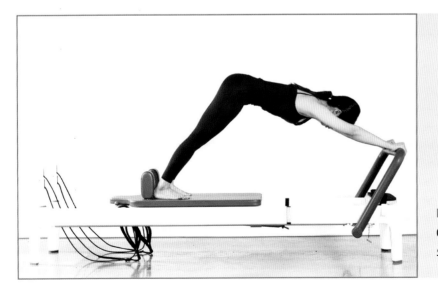

2

Exhale: 뒤꿈치를 뒤로 눌러 Carriage를 멀리 밀어내며, 척추의 Flat back 자세는 유지한다.

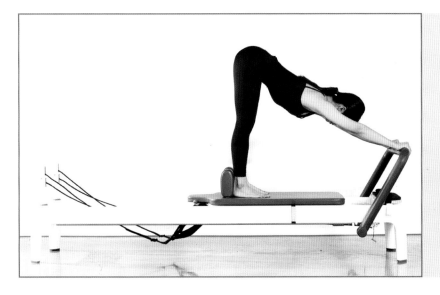

Inhale: 편평한 등(Flat back)을 유지하면서 고관절을 굴곡한 상태에서 복부를 사용하여 Carriage를 당기며 시작 자세로 돌아간다.

● **변형 동작**

1. **무릎을 살짝 굴곡하여 동작하기**
   무릎에 안정감을 주며 동작을 수행할 수 있다.

2. **한쪽 다리로 Carriage 당기기**
   한쪽 발등을 반대쪽 무릎 뒤에 대고 한쪽 다리로 Carriage를 당겨 오면서 난이도를 높여 동작을 할 수 있다.

● **주의 사항**

1. 다리를 움직이기 전에 배꼽은 척추를 향해 깊게 넣으며 호흡을 통해 복부를 먼저 활성화한다.

2. 머리가 너무 바닥으로 떨어지지 않게 머리와 척추를 일직선으로 유지한다.

3. 동작을 수행하는 동안 어깨와 상체의 위치를 유지한다.

4. 요추의 굴곡을 제한하고 고관절의 굴곡과 신전 움직임을 통해 요추를 안정화한다.

ELEPHANT
Round Back

- **운동 목표**: 척추를 둥글게 말아 몸의 후면에 위치하는 근육의 유연성을 증가하면서 복부의 힘으로 Carriage를 밀고 당겨오며 중심부를 강화시킬 수 있다.
- **목표 근육**: 척추기립근, 광배근, 햄스트링, 비복근

- **시작 자세**: **Half-standing / Posterior tilt**
  하지: Shoulder rest에 뒤꿈치를 대고 두 다리로 Carriage를 Stopper 쪽으로 가져오며 자세를 유지한다.
  상지: 양손으로 Footbar를 잡고 등을 둥글게 말아 배꼽을 바라보면서 어깨를 끌어내린다.

기구 조절
SPRINGS:
R TO RB
FOOTBAR:
HIGH OR LOW

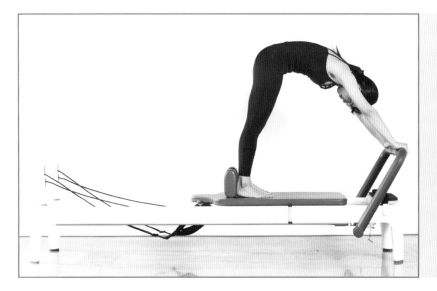

1

Inhale: 시작 자세를 유지한다.

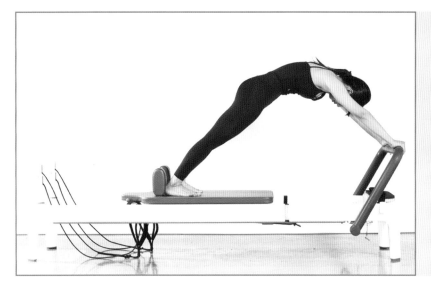

2

Exhale: 상체는 그대로 유지하고, 뒤꿈치를 뒤로 눌러 Carriage를 밀어내며 종아리와 햄스트링을 늘린다.

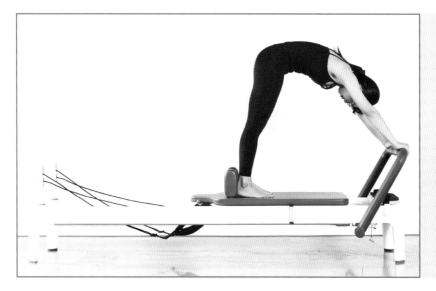

Inhale: 둥근 등(Round back)을 유지하면서 복부를 사용하여 Carriage를 당기며 시작 자세로 돌아간다.

● **주의 사항**

1. Carriage를 움직이기 전에 척추를 향해 배꼽을 깊게 넣으며 호흡을 통해 복부를 먼저 활성화한다.
2. 척추를 동그랗게 말아올려 Carriage를 밀어내고 당겨오는 동안 척추 라인은 그대로 유지한다.
3. 상승모근이 과긴장되지 않도록 유지한다.

15.①

LONG STRETCH
Arched Back

● **운동 목표**: 플랭크 자세와 척추를 신전
하는 자세를 번갈아가며 동작을 지속
하는 동안 견갑골과 골반의 안정성과
척추의 유연성을 이끌어낼 수 있다.

● **목표 근육**: 복근, 척추기립근, 둔근, 내
전근, 견갑골 안정화 근육

● **시작 자세**: Plank-position / Neutral
Carriage 위에서 플랭크 자세를 유지하며 머리부터 뒤꿈치까
지 일직선을 유지한다.
하지: 발뒤꿈치를 들어 올려 Shoulder rest를 지지하며 두 다
리를 쭉 펴고 골반은 Neutral 자세를 유지한다.
상지: 양손을 어깨너비만큼 벌리고 Footbar를 잡아 견갑골을 끌
어내리며 자세를 유지한다.

기구 조절
SPRINGS: R TO 2R
FOOTBAR:
LOW OR HIGH
HEAD REST: UP

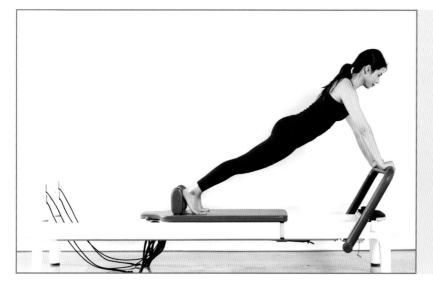

1

Inhale: 시작 자세를 유지한다.

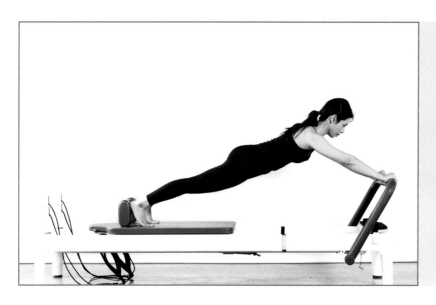

2

Exhale: 양손으로 Footbar를 가
볍게 밀어내며 Carriage를 멀리
이동한다.

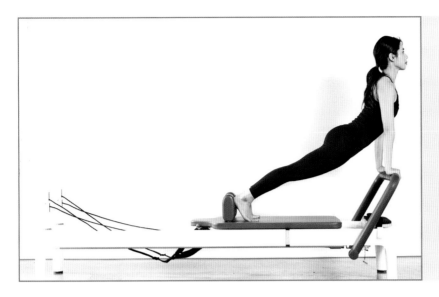

3

Inhale: 양손으로 Carriage를 Footbar 방향으로 당겨오며, 상부 흉추가 아치를 만들어 몸 전체가 Footbar를 넘어가는 느낌으로 이동한다.

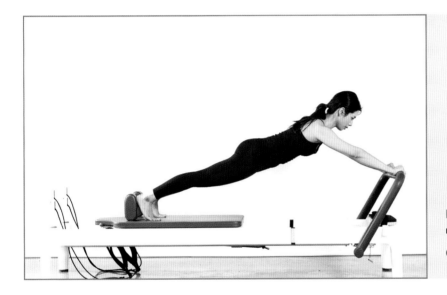

4

Exhale: 양손으로 Footbar를 가볍게 밀어내며 Carriage를 멀리 이동한다.

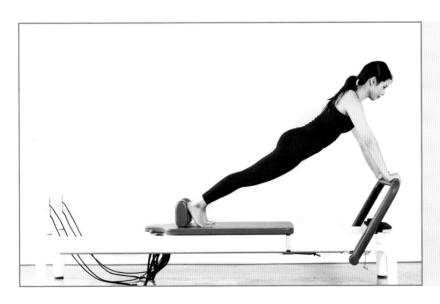

5

Inhale: 시작 자세를 유지한다.

1. Spring 무게를 줄이기
   Spring을 약하게 하여 난이도를 높인다.

2. **두 다리를 모으고 동작하기**
   두 다리를 모으고 Carriage mat와 Head rest 사이의 고랑에
   발볼을 놓는다. 복부를 활성화하여 내전근과 연결하고 둔근을
   쥐어짠다.

1. 정수리부터 꼬리뼈까지 일직선을 유지하며, 척추 신연 움직임
   에 집중한다.
2. Carriage가 멀어질 때 골반을 좀 더 후방 경사하여 골반의 중
   립 위치에서 벗어나지 않도록 하여 안정성을 유지한다.
3. 견갑골이 무너지지 않고 안정성을 유지할 수 있는 만큼만 멀
   리 밀어낸다.
4. 몸통이 Footbar를 넘어올 때 손목이 과신전되지 않게 주의한
   다.
5. 팔의 힘이 아닌 복부의 힘으로 몸 전체를 끌어올린다.

15.-② LONG STRETCH
Round Back

반복 횟수
8~10회

- **운동 목표**: 플랭크 자세와 척추를 굴곡하는 자세를 번갈아가며 동작을 지속하는 동안 견갑골과 골반의 안정성과 척추의 유연성을 이끌어낼 수 있다.
- **목표 근육**: 복근, 척추기립근, 둔근, 내전근, 견갑골 안정화 근육

- **시작 자세**: Plank-position / Neutral
Carriage 위에서 플랭크 자세를 유지하며 머리부터 뒤꿈치까지 일직선을 유지한다.
하지: 발뒤꿈치를 들어 올려 Shoulder rest를 지지하며 두 다리를 쭉 펴고 골반은 Neutral 자세를 유지한다.
상지: 양손을 어깨너비만큼 벌리고 Footbar를 잡아 견갑골을 끌어내리며 Footbar를 살짝 밀어낸다.

기구 조절
SPRINGS: R TO 2R
FOOTBAR:
LOW OR HIGH
HEAD REST: UP

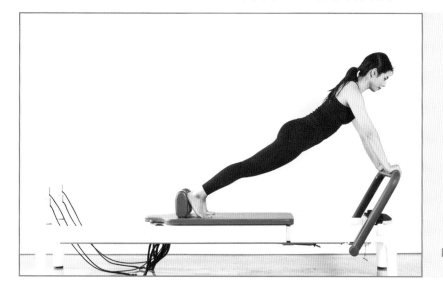

1

Inhale: 시작 자세를 유지한다.

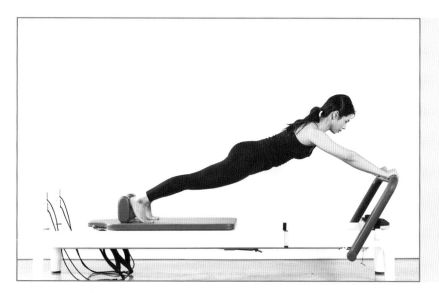

2

Exhale: 양손으로 Footbar를 가볍게 밀어내며 Carriage를 멀리 이동한다.

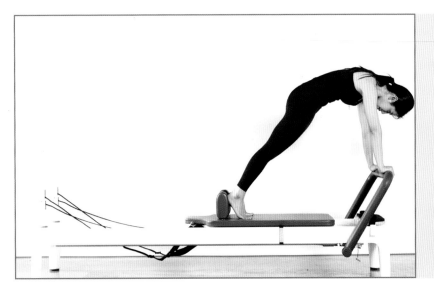

Inhale: Carriage를 Footbar 방향
으로 당겨오며, 상부 흉추를 둥글
게 말아올려 몸 전체가 Footbar
를 넘어가는 느낌으로 이동한다.

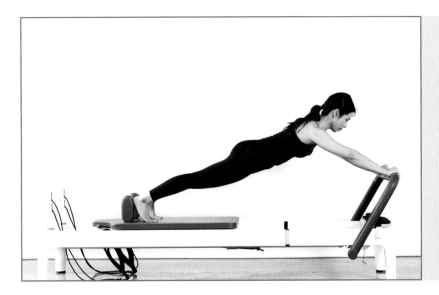

Exhale: 양손으로 Footbar를 가
볍게 밀어내며 Carriage를 멀리
이동한다.

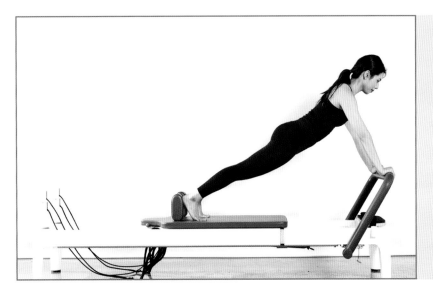

Inhale: 시작 자세를 유지한다.

1. **Spring 무게를 줄이기**

   Spring을 약하게 하여 난이도를 높인다.

2. **두 다리를 모으고 동작하기**

   두 다리를 모으고 Carriage mat와 Head rest 사이의 고랑에 발볼을 놓는다. 복부를 활성화하여 내전근과 연결하고 둔근을 쥐어짠다.

1. 정수리부터 꼬리뼈까지 일직선을 유지하며 척추 신연 움직임에 집중한다.

2. Carriage가 멀어질 때 골반을 좀 더 후방 경사하여 중립 위치에서 벗어나지 않도록 하여 안정성을 유지한다.

3. 견갑골이 무너지지 않고 안정성을 유지할 수 있는 만큼만 멀리 밀어낸다.

4. 몸통이 Footbar를 넘어올 때 손목이 과신전되지 않게 주의한다.

5. 팔의 힘이 아닌 복부의 힘으로 몸 전체를 끌어올린다.

16

UP STRETCH
Round Back

- **운동 목표**: 견갑골과 몸통의 안정화를 바탕으로 몸 전체의 가동성을 이끌어 내며 지구력과 협응력을 키울 수 있다.
- **목표 근육**: 복근, 척추기립근, 대둔근, 내전근, 견갑골 안정화 근육

- **시작 자세**: **Plank-position / Neutral**
Carriage 위에서 플랭크 자세를 유지하며 머리부터 뒤꿈치까지 일직선을 유지한다.
하지: 발뒤꿈치를 들어 올려 Shoulder rest를 지지하며 두 다리를 쭉 펴고 골반은 Neutral 자세를 유지한다.
상지: 양손을 어깨너비만큼 벌리고 Footbar를 잡아 견갑골을 끌어내리며 Footbar를 살짝 밀어낸다.

기구 조절
SPRINGS: R TO 2R
FOOTBAR:
LOW OR HIGH
HEAD REST: UP

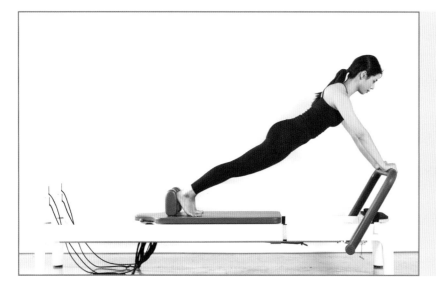

1

Exhale: 시작 자세를 유지한다.

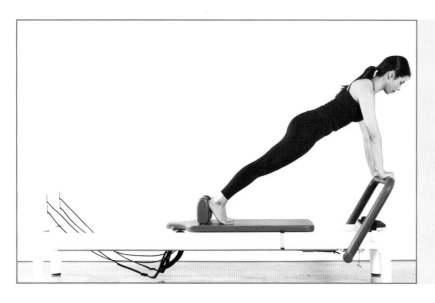

2

Inhale: 플랭크 자세를 유지하며 천천히 Footbar 방향으로 Carriage를 당겨온다.

168

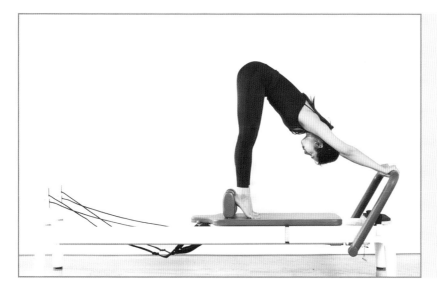

3

Exhale: 골반을 천장 방향으로 끌어 올려 Carriage를 Stopper 끝까지 가져오며, 상체를 바닥으로 지긋이 누른다. 뒤꿈치를 들어 올린 Elephant 자세를 만든다.

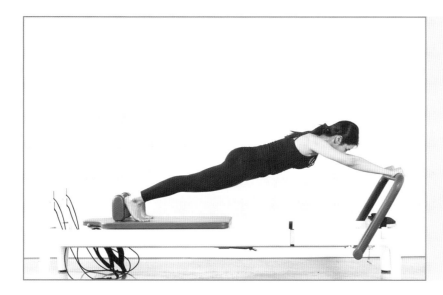

4

Inhale: 플랭크 자세를 유지하며 Carriage를 뒤로 멀리 이동한다.

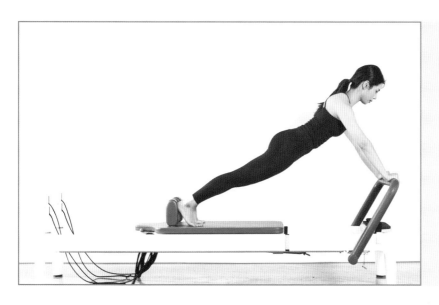

5

Exhale: 시작 자세로 돌아간다.

1. **Spring 무게를 줄이기**
   Spring을 약하게 하여 난이도를 높인다.

2. **두 다리를 모으고 동작하기**
   두 다리를 모으고 Carriage mat와 Head rest 사이의 고랑에 발볼을 놓는다. 복부를 활성화하여 내전근과 연결하고 둔근을 쥐어짠다.

1. 플랭크 자세에서 정수리부터 꼬리뼈까지 일직선을 유지한다.
2. 팔꿈치를 곧게 펴 유지하고 목은 길게, 어깨는 끌어내리며 상승모근이 과긴장되지 않도록 주의한다.
3. 한 자세에서 다음 자세까지 부드럽게 물 흐르듯 움직임의 흐름을 끊기지 않도록 한다.
4. 골반을 천장 방향으로 끌어 올리는 복부의 힘을 사용하여 Carriage를 Stopper 쪽으로 가져온다.
5. 동작을 하는 동안 복부 활성화를 지속적으로 유지한다.

17. -① SIDE SPLIT
Leg Straight

반복 횟수
8~10회

● **운동 목표**: Carriage가 이동하는 동안 하체의 둔부 근육 강화 및 두 다리의 무게 중심을 조절하며 몸의 균형 능력과 협응력을 이끌어낼 수 있다.

● **목표 근육**: 대퇴사두근, 햄스트링, 고관절 외회전근, 내전근, 외전근

● **시작 자세**: Side-standing / Neutral
한 발은 Standing platform 위에, 한 발은 Carriage 위에 놓으며 골반의 중립 자세를 유지한다.
하지: 두 발이 평행한 높이에서 시작하고 무릎을 곧게 펴고 몸통은 두 다리 사이에서 중심을 잡는다.
상지: 양팔은 아래로 뻗고 유지한다.

기구 조절
SPRINGS: R TO 2R
FOOTBAR:
LOW OR HIGH
HEAD REST: UP

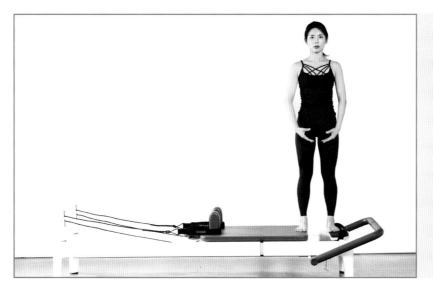

1

Exhale: 시작 자세를 유지한다.

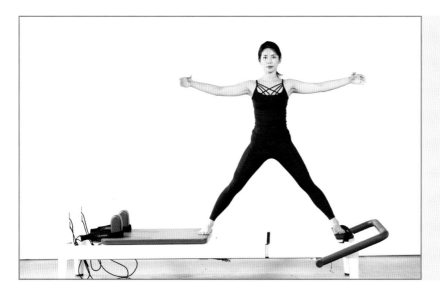

2

Inhale: 양팔을 옆으로 뻗으며 무릎이 정면을 향하도록 Carriage를 천천히 옆으로 밀어낸다.

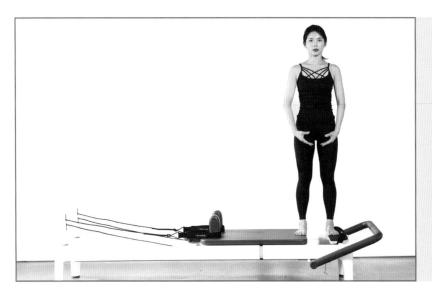

Exhale: Carriage를 Stopper 방향으로 천천히 조절하며 시작 자세로 돌아간다. 측면에서 추선(중심선)은 귓볼에서 어깨 중심, 대전자의 약간 뒤, 무릎 측면 중앙에서 살짝 앞, 내측 복사뼈의 앞쪽까지 지난다.

● 변형 동작

1. **양손으로 골반을 지지하고 동작하기**
   팔을 뻗는 것보다 골반의 안정성이 높아지면서 동작의 난이도가 낮아진다.

2. **머리의 위치를 회전하며 동작하기**
   시선이 한곳에 머무르지 않고 동작과 함께 회전하면서 동작의 난이도가 높아진다.

3. **몸통 회전하기**
   골반과 두 다리는 그대로 유지하며 Carriage를 밀고 당길 때 몸통의 회전 움직임을 더해 복사근을 활성화하며 동작의 난이도를 높인다.

● 주의 사항

1. 몸통은 두 다리 사이에서 항상 가운데 위치하며 양쪽 다리에 똑같은 힘을 균등하게 싣는다.
2. Stopper 쪽으로 '쾅' 하고 치는 느낌이 없도록 돌아오는 움직임을 조절한다.
3. 균형 잡기가 어려울 경우, 양손은 몸통과 가까운 위치에서 골반을 잡거나 몸통을 감싸고 동작을 수행한다.
4. 눈앞의 정면에 한 점을 찍고 그곳만 바라보며 시선을 고정한다.
5. Carriage를 밀고 당기는 동안 몸의 측면 중심선을 유지하려고 한다.

17.②

SIDE SPLIT
Kneebent-Turn Out

- **운동 목표**: Carriage가 이동하는 동안 하체의 둔부 근육 강화 및 두 다리의 무게 중심을 조절하며 몸의 균형 능력과 협응력을 이끌어낼 수 있다.
- **목표 근육**: 대퇴사두근, 햄스트링, 고관절 외회전근, 내전근, 외전근

- **시작 자세**: Side-standing / Neutral
  한 발은 Standing platform 위에, 한 발은 Carriage 위에 놓는다. 두 발이 평행한 높이에서 시작하고 몸통은 두 다리 사이에서 중심을 잡는다.
  하지: 두 다리를 살짝 굴곡하고 외회전한 상태를 유지한다.
  상지: 앞에 있는 나무를 끌어안듯 두 팔을 앞으로 뻗어 어깨높이만큼 유지한다.

기구 조절
SPRINGS: R TO 2R
FOOTBAR:
LOW OR HIGH
HEAD REST: UP

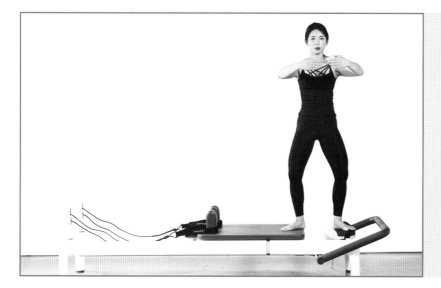

1

Exhale: 시작 자세를 유지한다.

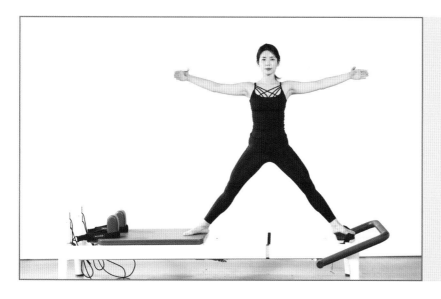

2

Inhale: 무릎이 정면을 향하며 Carriage 위의 다리로 Carriage를 천천히 옆으로 밀어낸다. Carriage가 이동하는 동안 두 다리 사이에 무게 중심을 둔다.

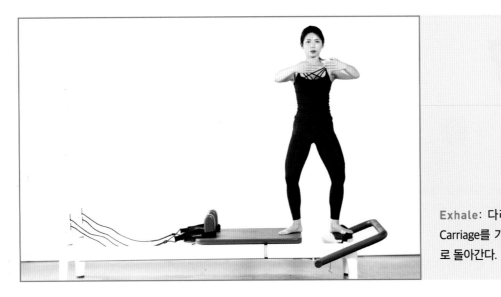

Exhale: 다리를 천천히 접어 Carriage를 가져오며 시작 자세로 돌아간다.

● 변형 동작

1. **양손으로 골반을 지지하고 동작하기**
   팔을 뻗는 것보다 골반의 안정성이 높아지면서 동작의 난이도가 낮아진다.

2. **머리의 위치를 회전하며 동작하기**
   시선이 한곳에 머무르지 않고 동작과 함께 회전하면서 동작의 난이도가 높아진다.

3. **몸통 회전하기**
   골반과 두 다리는 그대로 유지하며 Carriage를 밀고 당길 때 몸통의 회전 움직임을 더해 복사근을 활성화하며 동작의 난이도를 높인다.

● 주의 사항

1. 몸통은 두 다리 사이에서 항상 가운데 위치하며 양쪽 다리에 똑같은 힘을 균등하게 싣는다.

2. Stopper 쪽으로 '쾅' 하고 치는 느낌 없이 돌아오도록 움직임을 조절한다.

3. 균형 잡기가 어려울 경우, 양손은 몸통과 가까운 위치에서 골반을 잡거나 몸통을 감싸고 동작을 수행한다.

4. 눈앞의 한곳에 점을 찍고 시선을 고정한다.

17.-③ SIDE SPLIT
Parallel

반복 횟수
8~10회

- **운동 목표**: Carriage가 이동하는 동안 하체의 둔부 근육 강화 및 두 다리의 무게 중심을 조절하며 몸의 균형 능력과 협응력을 이끌어낼 수 있다.
- **목표 근육**: 대퇴사두근, 햄스트링, 고관절 외회전근, 내전근, 외전근

- **시작 자세**: Side-standing / Neutral
한 발은 Standing platform 위에, 한 발은 Carriage 위에 놓으며 골반의 중립 자세를 유지한다.
하지: 두 발이 평행한 높이에서 무릎을 살짝 접고, 몸통은 두 다리 사이에서 중심을 잡는다.
상지: 양팔은 아래로 길게 뻗고 유지한다.

기구 조절
SPRINGS: R TO 2R
FOOTBAR:
LOW OR HIGH
HEAD REST: UP

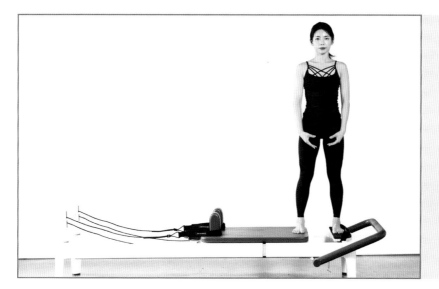

1

Exhale: 시작 자세를 유지한다.

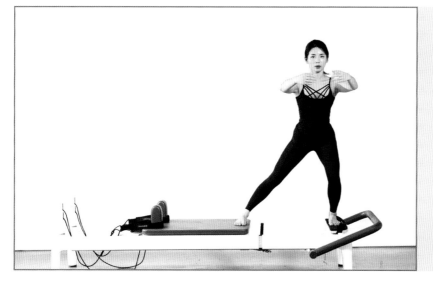

2

Inhale: 무릎이 정면을 향하도록 양쪽 다리를 살짝 굴곡하여 Carriage 위의 다리를 천천히 옆으로 밀어낸다. Carriage를 밀어내는 동안 Standing platform에 있는 다리로 무게 중심을 잡는다.

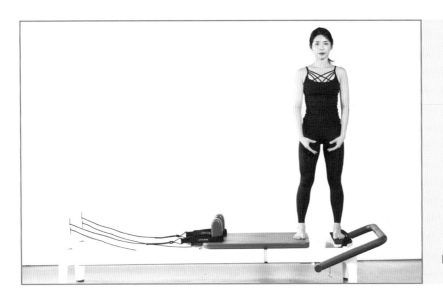

Exhale: 시작 자세로 돌아간다.

● 변형 동작

1. **양손으로 골반을 지지하고 동작하기**
   팔을 뻗는 것보다 골반의 안정성이 높아지면서 동작의 난이도가 낮아진다.

2. **머리의 위치를 회전하며 동작하기**
   시선이 한곳에 머무르지 않고 동작과 함께 회전하면서 동작의 난이도가 높아진다.

3. **몸통 회전하기**
   골반과 두 다리는 그대로 유지하며 Carriage를 밀고 당길 때 몸통의 회전 움직임을 더해 복사근을 활성화하며 동작의 난이도를 높인다.

● 주의 사항

1. Carriage를 밀 때, Standing platform 위의 다리로 몸의 중심을 잡는다.
2. Stopper 쪽으로 '쾅' 하고 치는 느낌 없이 돌아오는 움직임을 조절한다.
3. 너무 불안정할 경우 손으로 골반 옆면을 감싸 조금 더 몸통의 안정성에 힘을 실어준다.
4. 점점 팔을 옆으로 벌려 움직임의 난이도를 높인다.
5. 가슴을 열고 어깨는 귀에서 멀리 하고 눈은 앞쪽에 고정점을 잡고 정면을 바라본다.

18. ① LUNGE
Lunge

- **운동 목표**: 우리가 알고 있는 Lunge 동작을 접근법을 달리하여, Carriage 위에서 동작을 수행하며 지지하는 다리에 안정성을 주고 복부와 고관절 굴곡근을 동시에 이완할 수 있다.
- **목표 근육**: 봉공근, 대퇴직근, 장요근, 복부 근육

- **시작 자세**: Side-standing / Neutral
  Footbar를 살짝 손으로 밀고, 양쪽 무릎을 살짝 굴곡하며 선 자세를 유지한다.
  하지: 한 발은 Footbar 위치의 옆쪽 바닥에, 다른 발은 Shoulder rest에 발바닥을 지지한다.
  상지: 양손은 Footbar 위에 올려놓고 팔꿈치는 곧게 편다.

기구 조절
SPRINGS: B-R
FOOTBAR: HIGH

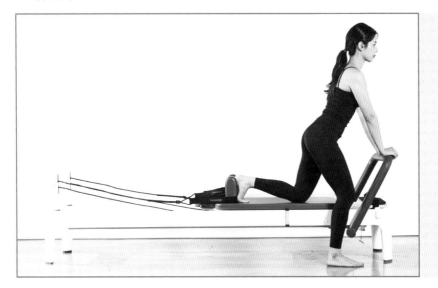

1

Inhale: 시작 자세를 유지한다.

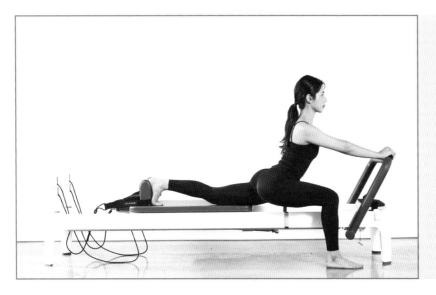

2

Exhale: 앞쪽 무릎을 접으며 골반을 서서히 낮추어 반대쪽 발로 Shoulder rest를 뒤로 밀어낸다.

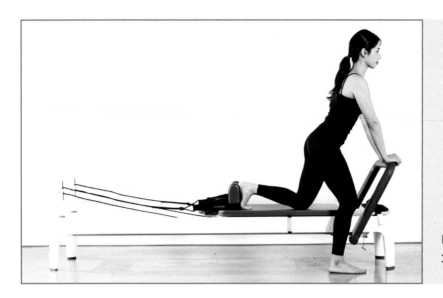

Inhale: 천천히 수직으로 돌아가 시작 자세를 유지한다.

● **주의 사항**

1. 두 다리 각각의 움직임 동안 한쪽 방향으로 끌려가지 않도록 복부를 수축하며 골반의 좌우 높이를 유지하려고 한다.
2. Carriage 위에 있는 다리의 고관절 굴곡근을 이완한다.
3. Carriage를 밀어낼 때, 요추가 과신전되지 않도록 주의한다.
4. 양손으로 Footbar를 밀어내며 어깨를 끌어내려 견갑골을 안정화하면서 상승모근의 과긴장을 주의한다.

18.-② LUNGE

Eve's Lunge

● **운동 목표**: 우리가 알고 있는 Lunge 동작을 접근법을 달리하여, 흉추의 굴곡과 신전을 이끌어내며 지지하는 다리에 안정성을 주고 복부와 고관절 굴곡근을 동시에 이완할 수 있다.

● **목표 근육**: 봉공근, 대퇴직근, 장요근, 복부 근육

● **시작 자세**: Standing / Neutral
Footbar를 살짝 손으로 밀면서 등을 둥글게 말아 시선은 배꼽을 바라본다.
하지: 안쪽 다리의 발볼 또는 발바닥이 닿는 위치에 두 다리를 나란히 세운다.
상지: 양손은 서 있는 쪽 끝부분의 Footbar를 잡는다.

기구 조절
SPRINGS: B-R
FOOTBAR: HIGH

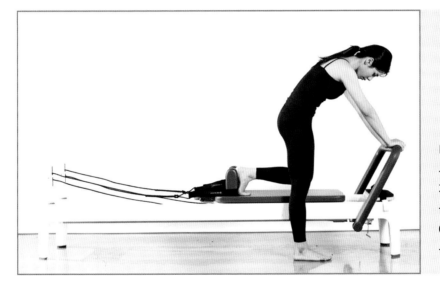

1

Inhale: 두 다리가 평행하도록 서서 바깥쪽 다리는 바닥을 지지하고 반대편 다리는 무릎을 굽혀 Footbar에 발바닥을 대고 Carriage에 무릎이 닿지 않게 띄운다.

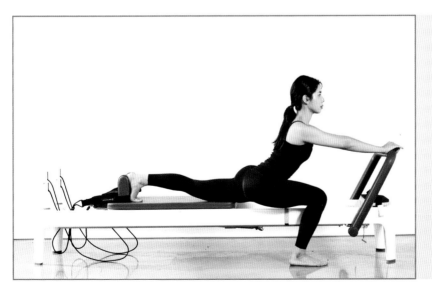

2

Exhale: 골반을 서서히 낮추며 Shoulder rest를 천천히 뒤로 밀어내어 얼굴과 가슴은 서서히 정면을 바라보고 척추를 편다.

▶바로 시작 자세로 돌아가거나 30~45초 정도 자세를 유지하며 근육을 이완한다.

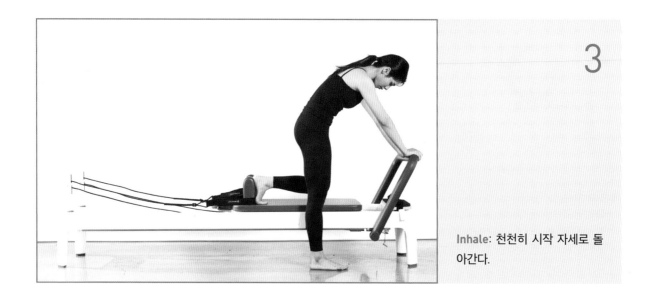

Inhale: 천천히 시작 자세로 돌아간다.

● **주의 사항**

1. 두 다리 각각의 움직임 동안 한쪽 방향으로 끌려가지 않도록 복부를 수축하며 골반의 좌우 높이를 유지하려고 한다.
2. Carriage 위에 있는 다리의 고관절 굴곡근을 이완한다.
3. Carriage를 밀어낼 때 요추가 과신전되지 않도록 주의한다.
4. 손바닥으로 Footbar를 밀어내는 힘으로 견갑골을 안정화하면서 상승모근의 과긴장을 주의한다.
5. 돌아올 때는 골반을 말아 올리며 대퇴 앞쪽의 대퇴직근을 더 길게 늘린다.

19. MERMAID
Side Stretch

-①

- **운동 목표**: Footbar를 밀어내며 Footbar 반대쪽 몸통의 측면 근육들을 활성화시킬 수 있다.
- **목표 근육**: 요방형근, 광배근, 외내복사근, 늑간근

- **시작 자세**: **Side-sitting / Neutral**
  Carriage 위에 옆으로 앉아 골반과 척추는 중립을 유지한다.
  하지: 두 다리는 가부좌 자세를 한 상태에서, Shoulder rest와 가까운 다리의 고관절을 내회전하여 발이 뒤로 향하게 한다.
  상지: 한 손은 어깨 위치보다 약간 앞쪽으로 Footbar 위에 놓고, 반대쪽 손은 어깨높이만큼 옆으로 뻗어 유지한다.

기구 조절
SPRINGS: B-R
FOOTBAR: HIGH OR LOW

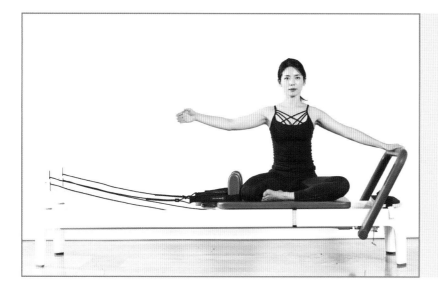

1

Inhale: 시작 자세를 유지한다.

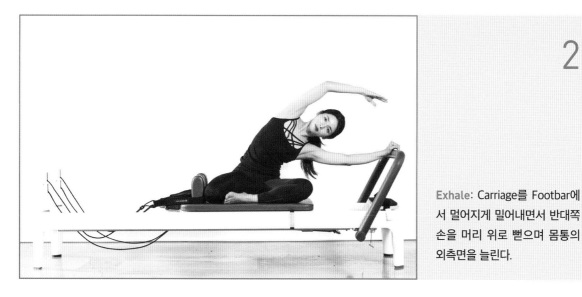

2

Exhale: Carriage를 Footbar에서 멀어지게 밀어내면서 반대쪽 손을 머리 위로 뻗으며 몸통의 외측면을 늘린다.

181

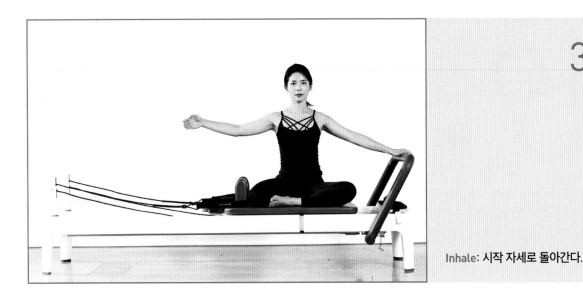

Inhale: 시작 자세로 돌아간다.

● **변형 동작**

Footbar를 지지하는 팔의 굴곡 신전 움직임 더하기
측면을 늘리는 동시에 팔꿈치를 굴곡 및 신전하면서 견갑골의 안정화와 측면몸통 근육을 늘리는 동시에 버티며 지구력을 증가시킨다.

● **주의 사항**

1. 내회전된 고관절 쪽의 골반을 바닥에 내려놓으며 좌우 골반의 높이를 비슷하게 유지한다.
2. 양쪽 좌골뼈를 바닥에 고정하여 측면 스트레치를 증가한다.
3. 골반 아래 타월을 사용하여 누르려고 하며 움직임을 더 이끌어낸다.
4. 측면을 늘릴 때 호흡을 사용하여 더 이완하는 효과를 경험한다.
5. Footbar에 지지하는 팔을 약간 몸통의 앞에 유지하여 어깨의 움직임을 더 편안하게 한다.
6. 팔의 움직임 동안 견갑골을 아래로 끌어내려 안정화를 유지한다.

19-② MERMAID
Reach Arm Under Torso

반복 횟수
5~8회

● **운동 목표**: Footbar를 밀어내며 회전 움직임을 통해 Footbar 반대쪽 몸통의 측면부터 후면까지 몸통 주변의 근육들을 활성화시킬 수 있다.

● **목표 근육**: 요방형근, 광배근, 외내복사근, 늑간근

● **시작 자세**: Side-sitting / Neutral
Carriage 위에 옆으로 앉아 골반과 척추는 중립을 유지한다.
하지: 두 다리는 가부좌 자세를 한 상태에서, Shoulder rest와 가까운 다리의 고관절을 내회전하여 발이 뒤로 향하게 한다.
상지: 한 손은 어깨 위치보다 약간 앞쪽으로 Footbar 위에 놓고, 반대쪽 손은 어깨높이만큼 옆으로 뻗어 유지한다.

기구 조절
SPRINGS: B-R
FOOTBAR: HIGH OR LOW

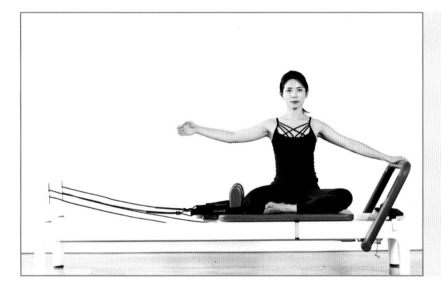

1

Exhale: 시작 자세를 유지한다.

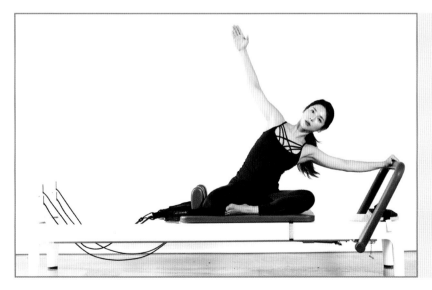

2

Inhale: Carriage를 Footbar에서 멀어지게 밀어내면서 몸통의 외측면을 늘리며 양팔을 사선으로 길게 뻗는다.

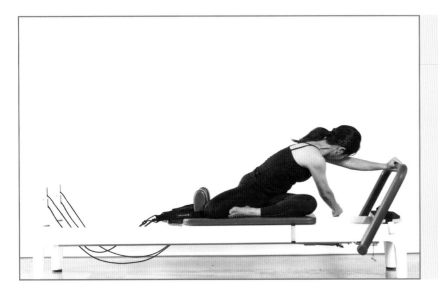

Exhale: 바깥쪽 팔이 몸 뒤쪽의 Reformer frame을 향하도록 손 끝을 뻗으며 몸통을 회전한다.
Inhale: 자세를 유지하며 호흡을 통해 갈비뼈 옆쪽, 등 뒤쪽으로 흉곽을 넓힌다.

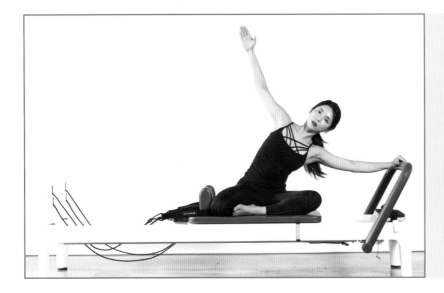

Exhale: Carriage를 밀어내는 힘을 유지하면서 몸통을 정면으로 다시 회전하여 양팔을 사선으로 뻗는다.

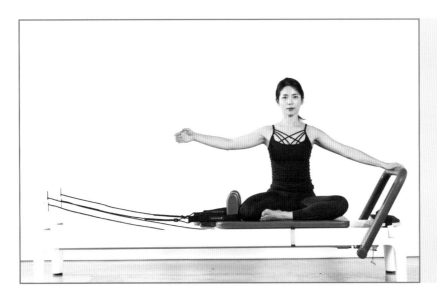

Inhale: Carriage를 천천히 가져오며 시작 자세로 돌아간다.

1. 내회전된 고관절 쪽의 골반을 바닥에 내려놓으려 한다.
2. 양쪽 좌골뼈를 바닥에 고정하려고 하며 몸통의 측면 및 후면 스트레치를 증가한다.
3. 골반 아래 타월을 사용하여 누르려고 하며 움직임을 더 이끌어낸다.
4. 측면, 후면 부위의 몸통을 늘릴 때 호흡을 사용하여 더 이완되도록 돕는다.
5. Footbar에 지지하는 팔을 약간 몸통의 앞에 유지하여 어깨의 움직임을 더 편안하게 한다.
6. 팔의 움직임 동안 견갑골을 아래로 끌어내려 안정화를 유지한다.

20

CLEOPATRA

반복 횟수
3~6회

- **운동 목표**: 견갑골의 안정화를 유지하며 Footbar 쪽의 몸통 측면을 더욱 집중적으로 늘리며 몸의 외측면의 신체 인지력을 높일 수 있다.
- **목표 근육**: 요방형근, 광배근, 외·내복사근, 늑간근

- **시작 자세**: Side-sitting / Neutral
  Carriage 위에 옆으로 앉아 머리를 회전하여 발을 바라보고 자세를 유지한다.
  하지: 두 다리를 포개어 한 다리는 반대쪽 다리 위에 위·아래로 쌓아 올린다. 양쪽 발가락은 뒤쪽 Shoulder rest의 모서리를 발가락으로 움켜쥔다.
  상지: Footbar와 가까운 손은 Footbar에 놓고 반대 손은 Carriage의 앞쪽 모서리를 잡는다.

기구 조절
SPRINGS: B-R
FOOTBAR: HIGH
OR LOW

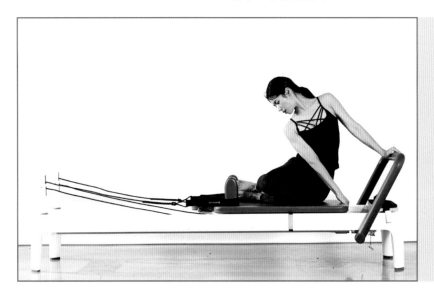

1

Inhale: 시작 자세를 유지한다.

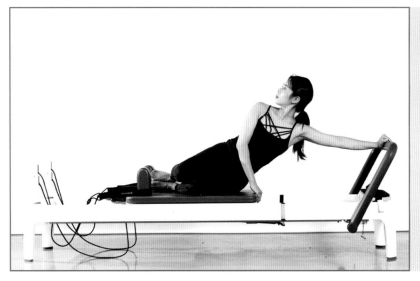

2

Exhale: 서서히 Carriage를 밀어낸다.

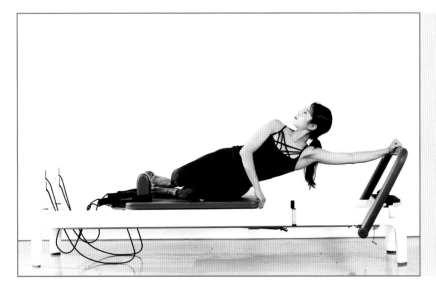

3

Inhale: 시선은 발끝에서 천장을 향해 포물선을 그리듯 위를 바라보며 더 끝까지 밀어내며 흉곽을 더 넓힌다.

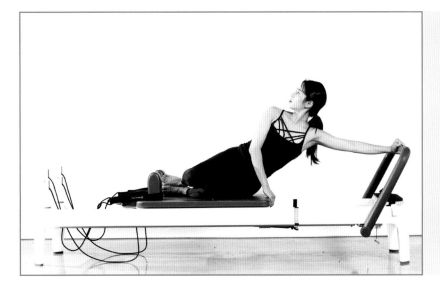

4

Exhale: Footbar를 밀어내는 힘을 천천히 이완하며 돌아간다.

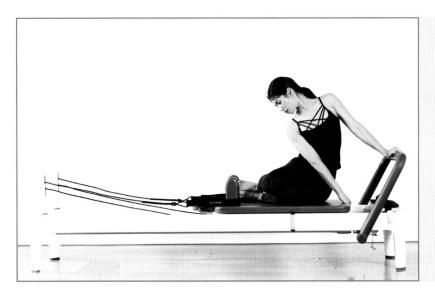

5

Inhale: 몸통을 Carriage 쪽으로 기울이며 시작 자세로 돌아간다.

1. Carriage가 Footbar 방향으로 돌아갈 때 몸통은 Carriage 쪽으로 더 기울이면서 Footbar 쪽 몸통의 스트레치를 더 증가한다.
2. Carriage를 멀리 밀어낼 때 척추의 곡선을 유지한다.
3. Carriage를 밀어낼 때 팔 힘이 아닌 갈비뼈의 호흡과 몸통의 움직임으로 이끈다.
4. Stopper를 향해 돌아갈 때 Footbar 쪽의 측면 몸통을 더욱 더 깊게 늘리려고 한다.
5. 발쪽을 바라보며 어깨를 끌어내려 목 앞쪽 근육을 이완한다.

M · E · M · O

M·E·M·O